Andreas Jopp

Die 4-Wochen-Stoffwechselkur

Abnehmen fühlte sich noch nie so leicht an

INHALT

VORWORT

Es geht nicht darum, wer Du heute bist, sondern wer Du in Zukunft sein möchtest. Über dreihunderttausend Menschen weltweit haben mit der Stoffwechselkur erfolgreich abgenommen. Schnell. Leicht. Das Konzept ist einfach und auf 5 Seiten schnell erklärt. Warum dann ein weiteres Buch? Weil es weit über das Abnehmen hinausgeht. Sie bekommen mit Vitalstoffen & Eiweiß nicht nur die wichtigsten Stolperfallen beim Gewichtsverlust in den Griff: *Hunger, Stimmung und Jo-Jo-Effekt.* Sondern Sie sanieren auch den Stoffwechsel dauerhaft.
Gewicht runter – und dann? Fast alle Teilnehmer der Kur spüren deutlich die Stoffwechselsanierung mit mehr Energie, besserer Stimmung und mehr Leistungsfähigkeit. Die Frage ist daher: *Wie bleibe ich auch danach so schlank, so fit und so leistungsfähig, wie ich es auf der Stoffwechselkur war?* Damit dieses *Danach* genauso einfach ist, müssen Sie das *Davor* – also die Erfolgsfaktoren der Stoffwechselkur – einmal richtig verstanden haben.

Die Stoffwechselkur

Viele Menschen wollen 20-30 Kilo Gewicht abnehmen, ohne in dieser Zeit in einen gefährlichen Mangel zu geraten. Die Stoffwechselkur füllt die Vitalstoffdepots auf, statt diese zu entleeren. Statt müde und in schlechter Stimmung fühlen Sie sich auf der Stoffwechselkur durch Vitalstoffe energiereich und gut gelaunt. Zusätzliches Eiweiß reguliert den Hunger und vermeidet den Jo-Jo-Effekt. Was ist dabei wichtig? Vor allem die Qualität, die Zusammensetzung und Bioverfügbarkeit der Vitalstoffe.

Die Stoffwechselkur ist mehr als eine banale Abnehmkur

Ich werde Ihnen als Medizinjournalist die Erfolgsfaktoren dieser Kur aufzeigen. Die Stoffwechselkur entspricht der neuesten wissenschaftlichen Forschung.

1. Sie können zwischen 4-10 kg in einem Monat verlieren.
2. Die Fettverbrennung wird beschleunigt.
3. Heißhungerattacken lassen nach.

4. Ihre Leistungsfähigkeit und Stressresistenz nehmen zu.
5. Der Darm wird saniert.
6. Der Körper wird entgiftet.
7. Entzündungen in den Gelenken lassen nach.
8. Haut und Bindegewebe werden gestrafft.
9. Das Säuren-Basen-Gleichgewicht wird wiederhergestellt.
10. Die Bauchspeicheldrüse erholt sich.
11. Blutzucker, Blutfett und Blutdruck können sich normalisieren.
12. Die Vitalstoffdepots werden wieder gefüllt.
13. Die Blutspiegel für Vitamin D und Omega-3 werden verbessert.
14. Der Körper wird ganzheitlich saniert.

Mein Rat für alle, die zögern: Glauben Sie mir nicht. Probieren Sie es aus.

Stoffwechselkur und dann?

Gewicht runter und dann …? Weiter so wie bisher? Oder wollen Sie dauerhaft mit den Vitalstoffen energiereich, stressresistent und gut gelaunt sein? Langfristig Ihre Zellen schützen. Gesünder und fitter werden. Ihren Stoffwechsel sanieren und aktivieren. Diese Frage stellt sich natürlich erst in dem Moment, wenn Sie einige Wochen mit der Stoffwechselkur abgenommen haben und merken, wie voller Energie und guter Stimmung Sie sich mit zusätzlichen Vitalstoffen und Eiweiß fühlen. Das ist nicht etwa Einbildung. Ich werde Ihnen zeigen, wie Studien genau diese Wirkung nachweisen. Wenn sich Vitalstoffspiegel verbessern. Möchten Sie darauf in Zukunft verzichten? Die Entscheidung liegt bei Ihnen, ob Sie für Riegel, Teilchen und Coffee to go Ihr Geld ausgeben. Oder ob Sie fit & leistungsfähig werden und bleiben, und dabei langfristig einen wichtigen Beitrag für Ihre Gesundheit leisten. Sie entscheiden selbst, was Sie sich wert sind.

Ihr Vorteil: Sie haben es am eigenen Körper in der Stoffwechselkur bereits erfahren. Sie müssen mir also nicht glauben. Erfahrung ist das beste Wissen.

Ihr
Andreas Jopp

EINLEITUNG
Die 11 Erfolgsfaktoren der Stoffwechselkur

Gut gelaunt, ohne Hunger und ohne Jo-Jo-Effekt abnehmen – das ist möglich!

Kalorien runter. Vitalstoffe und Eiweiß runter.

Worin unterscheidet sich die Stoffwechselkur von einer „Diät"? Diäten reduzieren Kalorien, um an das Moppelfett von Bauch, Hüfte und Po zu kommen. Wenn Sie mit den Kalorien runtergehen, dann bekommen Sie aber auch für 500-700 Kalorien weniger Vitalstoffe und Eiweiß. Der Stoffwechsel kommt in eine Schieflage. Eine Mangelsituation. Die Folge: schlechte Laune. Leicht reizbar. Lust auf Süßes für den kleinen Glücksmoment. Lust auf Essen. Ihre biochemische Fabrik – ihr Körper – signalisiert: *„Bitte Vitalstoffnachschub. Bitte dringend essen."* Ihr Stoffwechsel macht schlapp. Wenn außerdem noch zu wenig Eiweiß in einer Diät ist, ist der Jo-Jo-Effekt vorprogrammiert. Dann war die ganze Quälerei umsonst. Diät bedeutet Mangel und Verzicht.

Kalorien runter. Vitalstoffe und Eiweiß hoch.

Die Stoffwechselkur macht es genau umgekehrt. Kalorien runter. Vitalstoffe hoch. Viele Übergewichtige bekommen so zum ersten Mal große Mengen an Vitaminen, Mineralien, Spurenelementen, Omega-3 und Eiweiß. Die Vitalstoffdepots werden aufgefüllt. Der Stoffwechsel wird saniert. Sie fühlen sich fitter und leistungsfähiger. Ganz nebenbei nehmen Sie noch rapide ab. Die Stoffwechselkur steigert Ihre Lebensqualität, wogegen Diäten diese vermindern.

Die meisten haben das Übergewicht nicht, weil sie vitalstoffreich leben, mit viel Obst, Gemüse und Eiweiß. Einige wenige ernähren sich schon gesund, bekommen aber trotzdem die Problemzonen nicht weg. Diätresistentes Fett nenne ich das. Viele sitzen in einer Zucker-/Kohlehydratfalle fest. Hochverarbeitete Lebensmittel haben kaum Vitalstoffe. Die zusätzlichen Vitalstoffe sind daher auf der Stoffwechselkur sehr deutlich spürbar. Man fühlt sich „seltsam anders", vital und energiereich. Man könnte Bäume ausreißen. Geht seinem Umfeld heftig auf den Wecker mit all dieser Energie. Und mal ehrlich: Das hätte man als Allerletztes auf einem Abnehmprogramm erwartet.

Übergewichtig, aber schlecht versorgt

Wer zu dick ist, hat nicht etwa zu viel. Er hat zu wenig. Übergewichtige sehen sich immer als Zuviel. Wir dagegen sehen und messen im Blut zu wenig. Zu wenige Vitalstoffe. Bedeutet: zu wenig Eiweiß, um schlank, satt, wach, zufrieden und dynamisch zu sein. Zu wenig Vitamine, um die Schlankhormone und die Stimmungsbotenstoffe aufbauen zu können. Zu niedrige Vitamin-D-Blutwerte für eine stabile Stimmung. Zu wenig Mineralien. Übersäuerung (Mineralienmangel) macht müde, stressanfällig und bremst das Abnehmen. Zu niedrige Magnesium-Blutspiegel. So können Sie Ausdauer nicht trainieren. Zu wenig Spurenelemente wie z.B. Jod und Selen für die fettverbrennenden Schilddrüsenhormone. Zu niedrige Omega-3-Blutwerte. Omega-3 wirkt antidepressiv und stimmungsaufhellend.

Alle diese Nährstoffe brauchen Sie unbedingt beim Abnehmen. Nur dann kann man die Kalorien sehr stark reduzieren. Eine Niedrig-Kalorien-Diät machen. Der Effekt: Sie nehmen damit rapide ab. Das motiviert.

Hunger, Stimmung und Jo-Jo-Effekt

Wenn diese drei kritischen Punkte richtig umgesetzt werden, dann funktionieren Diäten. Hunger, Stimmung und Jo-Jo-Effekt sind daher das Leitmotiv durch alle Kapitel. Es steht für mich außer Frage, dass Sie es mit der Stoffwechselkur schaffen werden, Gewicht abzubauen. Glauben Sie wieder an sich selbst. Überwinden Sie Ihre Ängste. Setzen Sie sich ein klares Ziel und einen Termin, bis wann Sie dieses erreicht haben wollen. Holen Sie sich die Lebensqualität zurück, die Sie verdienen.

11 Erfolgsfaktoren der Stoffwechselkur

Diese 11 Pfeiler sind integraler Bestandteil der Stoffwechselkur. Sie arbeiten zusammen und verstärken sich gegenseitig.

Pfeiler 1: Kalorien runter, Vitalstoffe & Eiweiß hoch.
Pfeiler 2: Raus aus der Kohlehydratfalle.
Pfeiler 3: Satt, glücklich und ohne Jo-Jo-Effekt mit Eiweiß.
Pfeiler 4: Vital, leistungsfähig und stressresistent mit Vitalstoffen.
Pfeiler 5: Stabile Stimmung mit Omega-3.
Pfeiler 6: Fett weg – Haut schlaff. Der Einsatz von OPC.
Pfeiler 7: Besser abnehmen und den Darm sanieren mit Ballaststoffen.
Pfeiler 8: Entgiften und entsäuern. Das ganzheitliche Konzept der Stoffwechselkur.

Pfeiler 9: Ihr Foto und Geschichten als Motivation.
Pfeiler 10: Fettabbau und Hypothalamus beeinflussen mit dem hCG-Aktivator.
Pfeiler 11: Essen mit Genuss: neue Rezepte, neue Gewohnheiten.

Die Kurzanleitungen

Sie möchten sofort anfangen und haben es eilig? Dann lesen Sie direkt die Kurzanleitungen.

Ich empfehle Ihnen dann während der Stoffwechselkur die Erfolgsfaktoren 1-11 zu lesen. Denn nur so verstehen Sie, wie die Stoffwechselkur funktioniert, auf was Sie achten sollen und wie Sie langfristig schlank bleiben.

- **Kurzanleitung Ablauf der Stoffwechselkur**, Seite 118
- **Kurzanleitung Vitalstoffe & Eiweiß**, Seite 125
- **Kurzanleitung Gewichtsverlauf**, Seite 129
- **Kurzanleitung Ernährung**, Seite 133

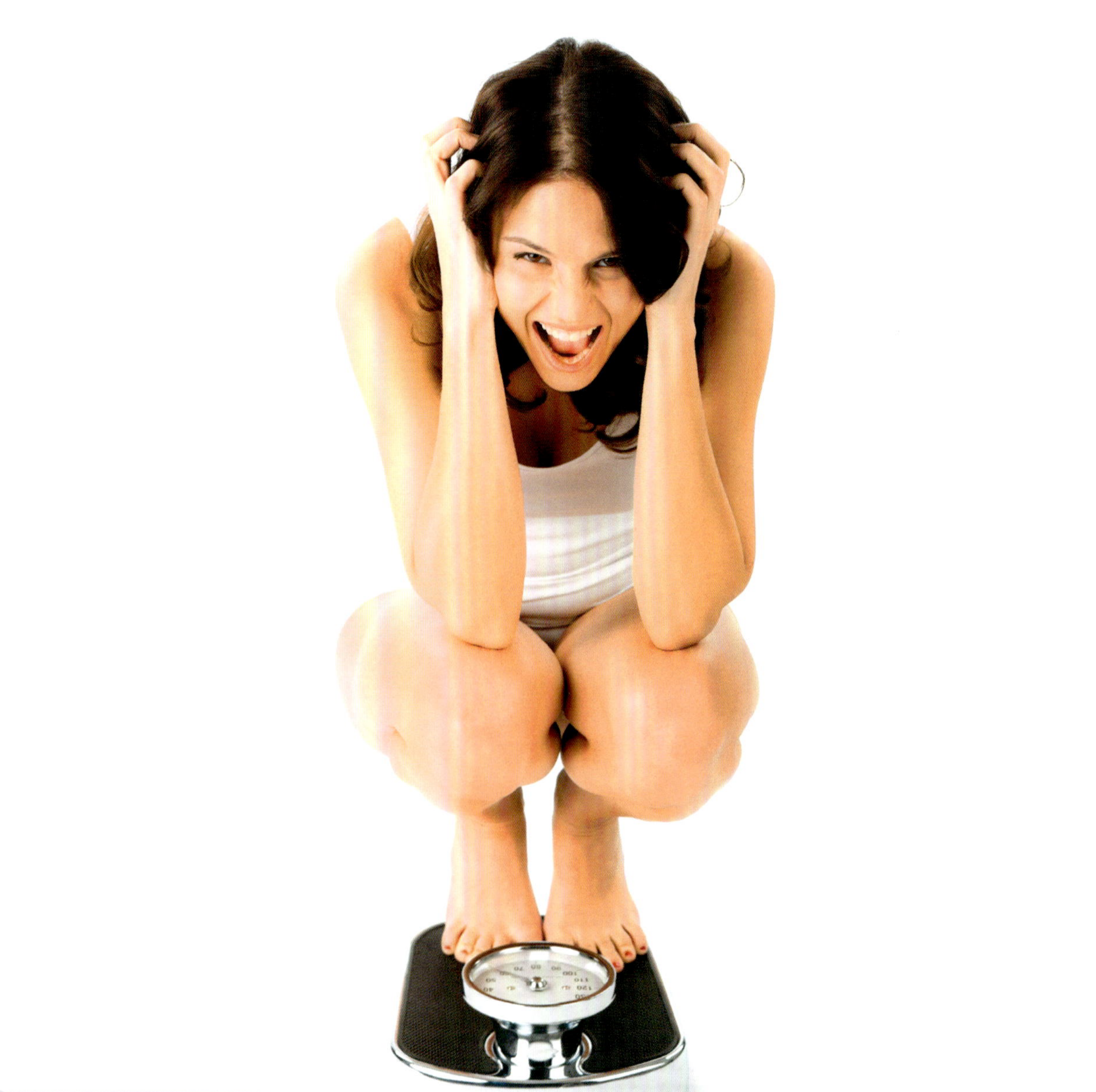

PFEILER 1

Kalorien runter, Vitalstoffe & Eiweiß hoch.
Erfolgreich mit Ernährung-Plus-Shake-Strategie.

Schnell oder langsam abnehmen

Wollen Sie schnell oder langsam abnehmen? Viele sind erstaunt über diese Frage. Nach einem kurzen Moment der Überlegung sagen 90 %: *„Am liebsten schnell."* Dann schleichen sich Zweifel ein: *„Nimmt man dann nicht auch schnell wieder zu?"* Beides sind zentrale Punkte. Es gibt zwei Konzepte:

Schnell: Niedrig-Kalorien-Diät mit Nahrungsergänzung

Wenn Sie beispielsweise nur 800 Kalorien pro Tag zu sich nehmen, dann verbrennt Ihr Fett auch schneller. Das ist eine reine Rechenaufgabe. 4-6 kg bei Frauen und 6-10 kg bei Männern sind in einem Monat machbar. Der rapide Gewichtsverlust motiviert. Das Ergebnis stimmt. Man bleibt dabei. Ist stolz auf sich. Senkt man die Kalorien so stark ab, müssen Vitalstoffe & Eiweiß ergänzt werden.

Kein Mangel durch Vitalstoffe

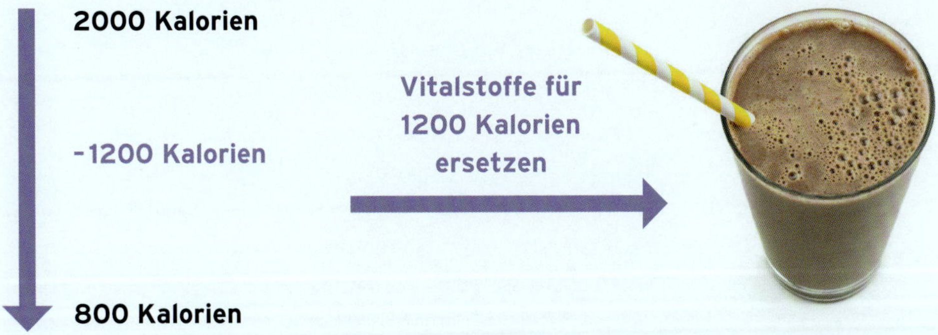

Dies ist nur eine Beispielsrechnung. Der Kaloriengrundumsatz unterscheidet sich zwischen Männern, Frauen, Gewicht, Muskelmasse und Bewegung. Auf der Stoffwechselkur werden keine Kalorien gezählt. Es wird auf circa 600-800 reduziert.

Langsam: Dauerdiät mit leichter Kalorienreduktion

„Ich möchte aber nur mit einer Ernährungsumstellung abnehmen." Okay, es geht dann aber auch nur langsamer. Wenn Sie 300 Kalorien jeden Tag weniger essen, dann nehmen Sie 1–2 kg im Monat ab. Ein Viertel bis ein halbes Pfündchen jede Woche. Fühlt sich das entspannt an? Ganz ehrlich? Ich finde es frustrierend. Motivation sieht anders aus, wenn man bedenkt, dass Sie sich jeden Tag einschränken. Da braucht man fast übermenschliche Disziplin.

Für 20 kg muss man 10–20 Monate einplanen. Dasselbe können Sie mit der Stoffwechselkur in einem Drittel der Zeit erreichen. Die Langsam-Diät-Variante bekommen Sie häufig von traditionellen DGE-Ernährungsberatern vorgeschlagen. Man soll seine Ernährung umstellen. Spart so – angeblich entspannt – einige Kalorien ein. Und nimmt ein bisschen jeden Monat ab. Tatsächlich ist man auf einer Art Dauerdiät. Das Ergebnis: Sie fühlen sich ständig schuldig, wenn Sie mal einen kleinen Fehltritt gemacht haben. Das Leben hält Geburtstage, Weihnachten, lebenslustige Freunde und andere Feste bereit. Das Ziel eines größeren Gewichtsverlusts rückt damit in unerreichbare Ferne. Langsam-Diäten berücksichtigen nicht die menschliche Psyche. Denn die will schneller Ergebnisse sehen.

Auch unser Instinkt ist nicht auf dieses ständig *weniger* essen programmiert. Der Säbelzahntiger wollte grundsätzlich *mehr* haben, um harte Zeiten durchzustehen, wenn es einmal nichts zu fressen gab. Das Gehirn belohnt die Reize süß und fettig, denn hier sind viele Kalorien enthalten. Das bedeutet besser überleben. Dauerdiät war hier nicht vorgesehen.

Ihre Fettzellen

„Runter auf 600–800 Kalorien, das ist bestimmt ganz schlecht für den Körper.“ Tatsächlich nein! Es ist normal. In Zeiten des Kühlschranks natürlich vollkommen ungewohnt. Im Tierreich dagegen Alltag. Der Körper hat dafür sogar ein extra Stoffwechsel-Programm: die Ketogenese. Dann schaltet er auf reine Fettverbrennung. Liefert allen Zellen Keton-Fettbriketts als Energie an. Verheizt reines Moppelzonenfett. Wie viel ist da drin? 7.000 Kalorien pro Kilogramm Fettpolster. Bedeutet: Wenn Sie 1.000 Kalorien pro Tag einsparen, dann kann 1 Kilogramm Fett pro Woche abgebaut werden.

Ketogenese – die Turbo-Fettverbrennung

Ketogenese fühlt sich wunderbar an. Ihr Körper hat einen ständigen Energiefluss. Sie fühlen sich wach, konzentriert, beschwingt. Die beste Strategie ist: Kalorien stark runter. Und null Pasta, null Brot, null süßes Gebäck.

„Wieso kommen wir mit 300 Kalorien weniger nicht auch in die Ketogenese?“ Leider nein. Wenn Sie weiter Kohlehydrate essen, speichern Leber und Muskeln diese immer wieder als Glykogen-Energie. Das ist so eine Art Energie-Zwischentank.

Erst wenn die Energie hier ziemlich abgefackelt ist, schaltet der Körper auf reine Fettverbrennung. Das dauert meist 2–3 Tage.

„Ich hatte leichte Kopfschmerzen in den ersten Tagen auf der Stoffwechselkur." Ketogenese fühlt sich in den ersten Tagen ungewohnt an. Auf einmal wird dem Gehirn Keton statt Zucker angeliefert. Ungewohnt, weil man in der Ketogenese vielleicht schon seit Jahren nicht mehr war. Vielleicht noch nie. Einige fühlen sich in den ersten 2–3 Tage etwas benebelt, müde oder gereizt, denn es erfordert einen enzymatischen Anpassungsprozess des Stoffwechsels. Dann meldet das Gehirn: *„Kann ich doch. Habe das alte Stoffwechsel-Programm wieder reaktiviert. Alles fit."*

Abnehmen an den richtigen Stellen

Kennen Sie diätresistentes Fett? Trotz Laufen auf dem Crosstrainer bis zum Abwinken schmilzt das lästige Hüftgold nicht ab. Der Grund: Die ersten 20 Minuten sind die meisten in der Glykogen-Verbrennung. Erst dann kommt man allmählich in die Fettverbrennung. Nur in der Ketogenese bleibt der Stoffwechsel über Tage hinweg in der Fettverbrennung. Zuerst kommt das Fett an Po, Oberschenkeln und bei Männern am Bauch dran. Denn diese Energiedepots wurden genau dafür angelegt. Genau das berichten Teilnehmer auf der Stoffwechselkur: *„Endlich habe ich an den richtigen Zonen das Fett wegbekommen."* Sie werden es lieben.

Die gute Nachricht für Menschen mit stabilen Moppelzonen

Ich kenne viele, die sich sehr gut ernähren. Und die einfach nur ein paar Problemzonen loswerden wollen. Welche Frau möchte das nicht? Andere sitzen trotz gesunder Ernährung auf einem konstant hohen, aber sehr stabilen Gewicht. Vielleicht hat man in der Schwangerschaft oder beim Rauchstopp zugenommen und ist das angelagerte Fett nie wieder losgeworden. Für alle diejenigen mit stabilem Gewicht hier die gute Nachricht: Sie müssen nur einmal die Fettzellen abschmelzen. Von einem hohen Plateau auf ein niedrigeres Niveau kommen. Dann sind Sie durch. Sie werden dieses niedrige Gewicht genauso einfach halten wie oben auf dem Fettplateau.

Diejenigen mit ständigem Jo-Jo-Gewicht oder weiter steigendem Gewicht lernen mit diesem Buch und der Stoffwechselkur, wie viele Dinge man optimieren kann.

Ihre Lieblingsjeans statt der Waage

Bitte probieren Sie zu Anfang der Stoffwechselkur Ihre zu enge Lieblingsjeans an. Das ist eine klare und vor allem emotionale Zielvorstellung, dort wieder reinzupassen. Beobachten Sie, wie nach 1–2 Wochen der Reißverschluss immer höher zugeht. Der Po auf einmal wieder reinpasst. Ein super Gefühl. Ein kleiner Glücksmoment.

Übrigens: die Jeans-Messmethode ist viel besser, als sich ständig auf die Waage zu stellen. Ich habe schlanke Teilnehmerinnen, die 9 Zentimeter an der Taille verloren haben. Auf der Waage machte das nur ein paar „mickrige" Kilos aus. Drei Zentimeter an der Hüfte können Sie auf der Waage schon überhaupt nicht feststellen. Mit der Jeans schon. Die Jeans ist auch besser als ein Maßband. Sie wollen ja nicht in ein Maßband passen, sondern in Ihre Lieblingsklamotten. Da ist mehr Emotion drin. Das ist realer. Aktiviert mehr.

Der eine oder andere rechnet mir gern mal vor, wie viel ein Eiweiß-Shake auf einer Diät kostet. Mal ehrlich: Rechnen Sie einmal nach, was für ein Kapital bei Ihnen ungenutzt im Kleiderschrank hängt.

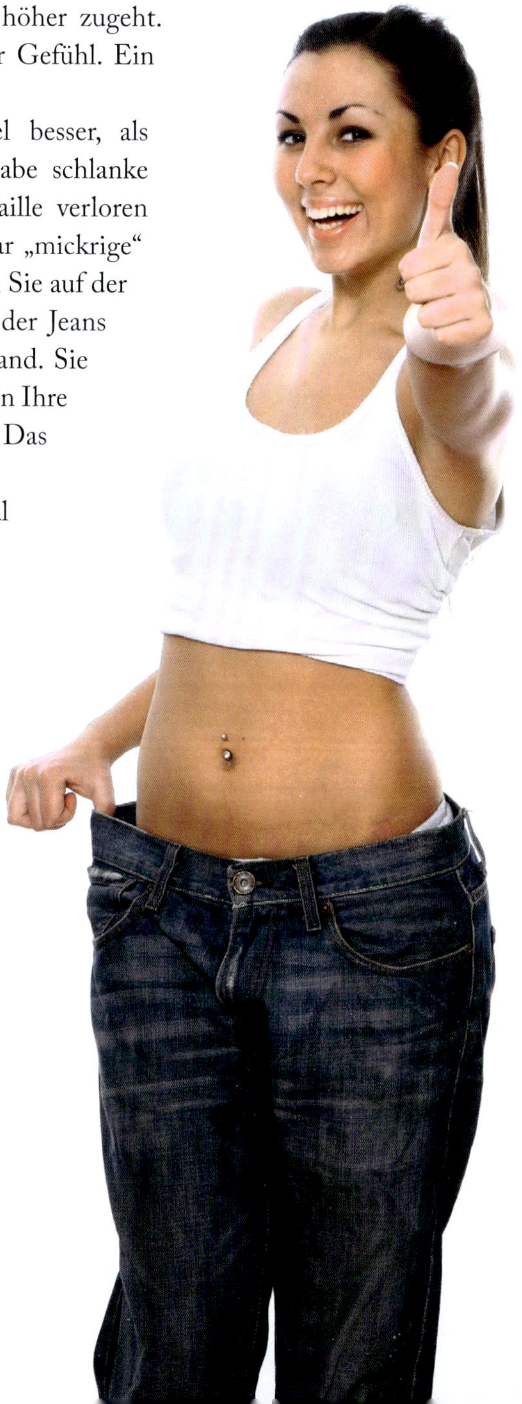

Wie soll eine ideale Diät, die für Sie machbar ist, aussehen?

Diese Frage stelle ich häufig. Dann nennen mir die Klienten ihre Wünsche und Eckpunkte für eine Diät:

„Ich will schnell Ergebnisse sehen." „Kein Aufwand, bitte. Es muss praktisch sein. Ich habe wenig Zeit." „Ich habe keine Lust, stundenlang in der Küche zu stehen und Zutaten abzuwiegen." „Ich möchte keinen Hunger haben." „Sport ist nicht so meins" „Trotzdem brauche ich einmal am Tag was Warmes. Ich bin Genussmensch."

Nun gehen Sie also zum Ernährungsberater. Der möchte Sie stattdessen umerziehen. Schlägt aufwendiges Kochen vor. Für Frühstück, Mittag- und Abendessen. Will nicht zu viele Kalorien auf einmal reduzieren. 300 vielleicht. Langsames Abnehmen über Monate. Möchte, dass Sie ab jetzt Sport treiben. Damit man dann wenigstens 200 Kalorien zusätzlich abbrennt. Nur: DAS entspricht überhaupt nicht den Wünschen der meisten Verbraucher. Im Alltag versagen genau diese aufwendigen Programme. Warum? Zu kompliziert. Nicht praxistauglich. Nicht einfach und klar genug. Oder: Falsch konzipiert in Sachen Nährstoffe. Seit 20 Jahren beschäftige ich mich intensiv mit Diäten. Ich bin so kritisch und misstrauisch wie Sie. Die Stoffwechselkur kann genau die obigen Wünsche erfüllen: Schnell. Einfach. Satt. Lecker. Smart abnehmen eben.

Diät-Lüge: Langsam abnehmen ist besser

„Langsam abnehmen ist doch sicher gesünder und hält länger an.“ Gebetsmühlenhaft möchten uns Diätassistentinnen einreden, dass langsam = dauerhafter ist. Nur entspricht das nicht der Forschungslage.

Hier die Fakten: Eine Auswertung von 27 Studien mit beaufsichtigten Diätprogrammen, veröffentlicht im American Journal of Clinical Nutrition[1], beweist es: 14 Studien mit einer kalorienreduzierten Ernährung (1600 Kalorien) wurden verglichen mit 13 Studien einer Niedrig-Kalorien-Strategie mit Shakes (800 Kalorien). Diese werden auch als Formula-Diäten bezeichnet. Nach Abschluss der Diätprogramme sammelte man über 5 Jahre die Daten, wie gut das Gewicht nach dem Programm gehalten wurde. Der anfängliche Gewichtsverlust war in der Shake-Gruppe doppelt so hoch. Und auch beim Halten des Gewichts danach lag die Niedrig-Kalorien-Gruppe ein Jahr später vorn und war immer noch doppelt so gut. In Zahlen: 17 kg statt 6,6 kg wurden im Durchschnitt abgenommen. Nach 5 Jahren war der gehaltene Gewichtsverlust der Schnell-Abnehm-Gruppe sogar dreimal so hoch im Vergleich zu den Teilnehmern der Langsam-Strategie: 7 kg statt 2 kg.

Stoffwechselkur genau auf Strategie

Schnell abnehmen mit starker Kalorienreduktion und Shake ist also erfolgreicher. Das Konzept mit Shakes setzt sich immer mehr durch. Diese Shakes ersetzen eine oder zwei Mahlzeiten. Das hat wenig Kalorien, macht satt, und Sie bekommen alle

Nährstoffe, die Sie brauchen. Die Stoffwechselkur ist ein solches Shake-basiertes Abnehmprogramm. Die Stoffwechselkur geht im Vitalstoffgehalt aber über solche „Diäten" hinaus, wenn es darum geht, die Vitalstoffdepots aufzufüllen.

„Ah, okay. Also schneller, einfacher, langanhaltender Gewichtsverlust, kein Mangel – das könnte für mich passen. Ist aber doch exotisch, oder?" Ganz und gar nicht. Viele erfolgreiche Studien unterstützen das Konzept der Formula-Diät. Deswegen wurde sie auch neben der herkömmlichen Strategie des Langsam-Abnehmens-durch-Ernährungsumstellung als zweite funktionierende Strategie zusätzlich in die offizielle Adipositas-Behandlungsrichtlinie der Deutschen Adipositas Gesellschaft und der Deutschen Gesellschaft für Ernährungsmedizin aufgenommen.

Die Stoffwechselkur mit Vitalstoff-Shakes ist also alles andere als eine obskure Modediät. Sie gehört zu den effizientesten und nachhaltigsten Abnehm-Programmen überhaupt. Liegt wissenschaftlich genau auf Strategie. Die Erfolge zeigen dies.

Ernährung-Plus-Shake – die Kombinationsstrategie

„Naja, aber langfristig kann man doch nur Gewicht halten, wenn man was in der Ernährung umstellt."

So sehen wir das auch! Denn nur Shakes und dann wieder zurück zur alten Ernährung würde langfristig wieder zur Gewichtszunahme führen. Genau deswegen kombiniert die Stoffwechselkur *Strategie 1* (Ernährung umstellen mit neuen, praktischen Rezepten) mit *Strategie 2* (Shakes mit Ballaststoffen, Eiweiß und Vitalstoffen). Es ist Shake-Plus-Ernährungsumstellung.

„Ist das nicht aufwendig?" Nein. Shaken spart enorm Zeit. Sie kochen eiweißreich mit viel Gemüse und Salat, und ohne Kohlenhydrate. Das schmeckt. Werden Sie sehen. Und es geht schnell. Und entspricht genau den Wünschen: 55 % legen Wert auf eine schnelle, einfache Zubereitung. Bei den unter 29-Jährigen sogar 72 %. Das ist einfach Fakt.

Diese Kombistrategie ist für jeden machbar. Vom Lastkraftwagenfahrer bis zum gestressten Büroangestellten oder dem Handwerker, der ständig unterwegs ist … Ich habe wohl schon jede Berufsgruppe bei mir gehabt. Die Stoffwechselkur ist absolut alltagstauglich und einfach umzusetzen.

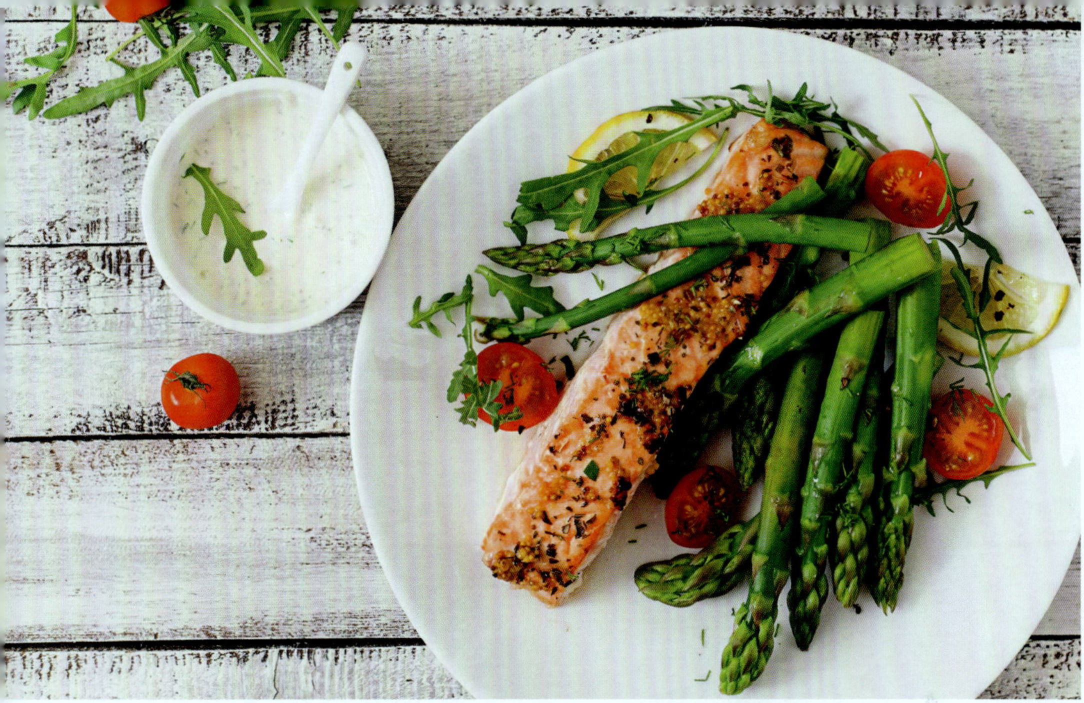

Neue Rezepte – mehr Genuss

„Schmeckt das denn? Ich bin ein Genussmensch." Oh ja! Es gibt köstliche Rezepte für die Stoffwechselkur. Nur: Vielen fehlt es an Phantasie beim Kochen. Keine Übung. Immer mehr Fertiggerichte, Pizza, Pasta, oder ständiges kaltes Essen mit Brot kommt auf den Tisch. 27 % der Deutschen essen gar nicht mehr warm. Weitere 26 % gerade nur noch einmal die Woche oder weniger. Das zeigt der Ernährungsreport 2017.[2] Also kalter, grauer Käse-, Wurst-, Brot-Alltag. Snackkultur. Genuss sieht anders aus! Ich glaube vielen Übergewichtigen nicht, dass sie wirklich Genussmenschen sind. Sie bilden es sich ein, um sich nicht noch schlechter zu fühlen. Denn wenn ich sehe, was die Leute so aufs Band im Supermarkt legen: Das sieht eher nach eintönigem Frust aus.

„Ja, ich habe aber keine Zeit fürs Kochen und bin müde nach der Arbeit." Ich möchte zu gerne mit Ihnen einmal ein Kochduell machen. Ich garantiere Ihnen: Während Sie noch Nudeln kochen oder den Abendbrottisch decken, habe ich Ihnen schon ein super schmackhaftes warmes Gericht gezaubert. Und noch etwas kann ich garantieren: An Ihrer Energie wird sich etwas ändern, wenn Ihr Stoffwechsel erst mal richtig betankt und saniert wird.

„Ich hasse es nach der Arbeit noch einzukaufen und bestelle lieber Pizza." Einkaufen kann echt nerven. Statt den Pizzaboten, können Sie bei REWE.de leckere Lebensmittel gemütlich vom Sofa aus online bestellen und abends ausliefern lassen. Parken, in der Schlange warten oder Tüten schleppen war gestern. Dann macht kochen wirklich Spaß.

Die Kühlschrank-Fotos

Diese „Genussmenschen" sollten mich nie zu sich nach Hause einladen. Ich schaue den angeblichen Genuss gerne mal an, wenn ich jemanden besuche. Frage, ob ich in den Kühlschrank schauen darf. Oh, hier liegen die dunklen Geheimnisse: Fertigsoßen, Ketchup, Wurst und Käse. Oh sieh da … dort ist ja noch ein verschrumpeltes Tomätchen … Machen Sie es mir nach: Bitten Sie darum, einmal in den Kühlschrank Ihrer Bekannten schauen zu dürfen. Am besten machen Sie davon ein Foto und reden Sie dann ehrlich über Genuss und die Realität.

Mein Tipp: Machen Sie zu Anfang der Stoffwechselkur bitte auch ein Foto von Ihrem eigenen Kühlschrank. Und schauen Sie es sich mit Abstand und geschärftem Bewusstsein nach der Stoffwechselkur noch einmal an. Viele werden erstaunt sein.

Stoffwechselkur und Sport

Immer wieder enden Gespräche über Abnehmen in: *„Ich müsste halt mal wieder Sport machen!"* Es ist wie ein Endlosschleifen-Totschlagargument, um nichts an der lieb gewonnenen Ernährung zu ändern. Natürlich ist das „müsste mal" rein theoretisch. Die Argumentationskette ist so: Da man ja keine Zeit und Lust auf Sport hat, braucht man auch gar nicht erst mit dem Abnehmen anzufangen. Punkt.

Ohne Ernährungsumstellung wird Sport für das Abnehmen häufig überschätzt. Viele machen viel Sport, kommen aber trotzdem nicht vom Gewicht runter. Erst die Kombination macht's. Ungefähr 1.200 Kalorien pro Tag reduzieren Sie auf der Stoffwechselkur. Eine Stunde auf dem Laufband verbrennt dagegen knapp 350 Kalorien. Für 1.200 Kalorien müssten Sie also drei Stunden lang auf dem Crosstrainer laufen. Ein Kilogramm Ihrer Fettmasse hat circa 7.000 Kalorien Brennstoff. Das wären 17,5 Stunden auf dem Laufband pro Bauchspeckkilo. Warum ist Sport dann wichtig? Weil Bewegung der Schlüssel ist zur Gesundheit. Und: Sie bauen damit langfristig insgesamt Muskelmasse auf. Wichtig als Fettverbrennungsmotor. Und wichtig, um das Gewicht später zu halten. In der Kombination mit der Stoffwechselkur kommen viele erst runter von den Kilos.

Veränderung, um schlank zu bleiben

Ich möchte, dass Sie die Zeit und Muße haben, neue Dinge auszuprobieren. Die Priorität Nr. 1: Versuchen Sie neue Gerichte und Rezepte. Probieren Sie Gewürze und Kräuter. Neue Lebensmittel. Ich möchte, dass Sie genießen. Ihren Geschmackssinn verfeinern. Neue Routinen entwickeln. Kochen geht einfach. Es nervt nur, wenn man nicht weiß wie, und was zuerst kommt. Wenn man verunsichert ist, weil es nicht klappt. Sobald es Routine wird, macht es Spaß. Die eiweißreichen, kohlehydratarmen Rezepte nehmen Sie dann mit in Ihr Leben nach der Stoffwechselkur. Es könnte sogar sein, dass diese Ihnen besser schmecken als Ihre derzeitigen Lieblingsrezepte. Auf jeden Fall ist das die Basis dafür, dass Sie dauerhaft schlank bleiben.

Wie viel möchten Sie abnehmen?

Die meisten setzen sich kleine Ziele. 3–4 kg in 4 Wochen. Das ist eine überschaubare Zeit, zu der man sich „verpflichten" kann. Diäterfahren wie man ist, will man sich ja nicht selbst enttäuschen. Hat Angst vor Verzicht, übler Laune und vor allem vor dem Versagen. Weil man weiß, dass nach vielen „Diäten" das Gewicht wieder hochgeht.

Vorgeschoben wird dann gerne: *„Ich bin ein Genussmensch."* Dahinter steht aber tatsächlich: *„Ich möchte nicht versagen oder für etwas leiden, was dann nicht funktioniert."* Übergewichtige haben in vielen Diäten Willenskraft bewiesen. Sie sind durchaus fähig und willens, sich einmal 3 Wochen durchzubeißen, WENN es sich nachhaltig lohnt.

Purzeln dann aber die Pfunde so unerwartet leicht wie auf einer Niedrig-Kalorien-Diät, dann setzen sich viele nach den ersten 4 Wochen viel höhere Ziele. 10 bis 20 bis 30 kg. Das ist erreichbar. Ohne Hunger. Ohne Willenskraft. Ohne Verzicht. Ohne Stimmungsschwankungen. Mit leckerem Essen.

So einfach geht die Stoffwechselkur

Die klassische Stoffwechselkur: 1 Shake + 2 kleine Mahlzeiten

Tauschen Sie zucker-, kohlehydrat- und fetthaltige Lebensmittel gegen Fisch, Fleisch, Eier, Gemüse, Salate und etwas zuckerarmes Obst aus. Trinken Sie am Tag ein bis zwei Vitalstoff–Eiweiß-Ballastoff-Shakes z.B. als Frühstück, am Nachmittag im Büro oder wenn Sie zwischendurch Hunger bekommen. Sie bekommen so ganz konzentriert sättigende Ballaststoffe + Eiweiß und alle Mikronährstoffe für einen fitten Stoffwechsel.

Essen Sie 2 kleine Mahlzeiten, die aus Eiweiß und viel Gemüse/Salat bestehen. Die typische Eiweißmenge wären 20 g zu jeder Mahlzeit. Das wären 120 g Fleisch / Fisch pro Portion. So sparen Sie täglich circa 1.200 Kalorien ein. Tausende von Menschen haben mit diesem System erfolgreich abgenommen.

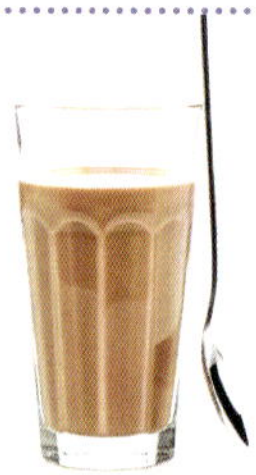

Vitalstoffe + Ballaststoffe + Eiweiß

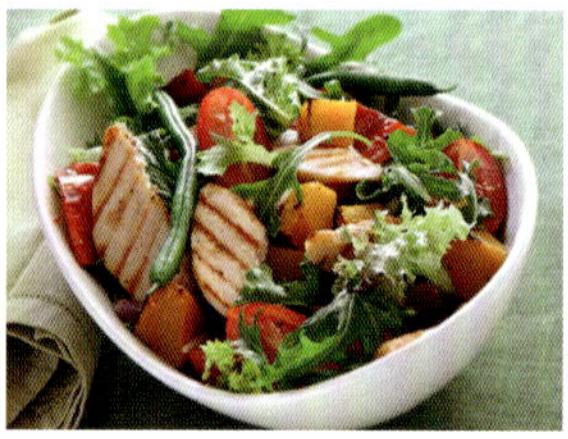

Salat Eiweiß

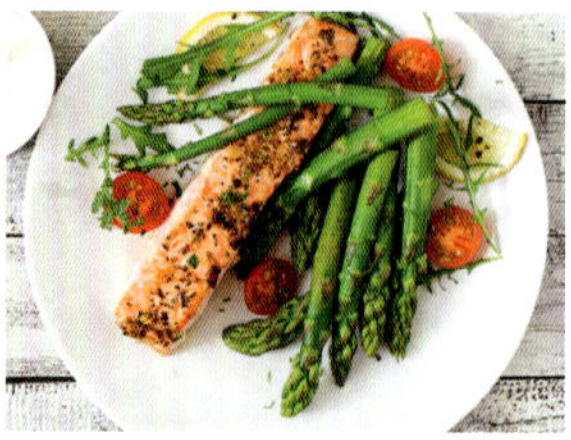

Gemüse Eiweiß

Die Flex-Variante für bestimmte Zielgruppen:
2 Shakes + 1 Zwischenmahlzeit + 1 Hauptmahlzeit

In der Beratung habe ich immer wieder Menschen, die extrem wenig Zeit haben, die es praktisch wollen (vor allem Männer), die viel unterwegs sind oder maximal einmal am Tag kochen möchten. Manche wollen abends mit der Familie essen und brauchen für tagsüber oder an einzelnen Werktagen eine schnelle, praktische Lösung. Ich reagiere darauf flexibel in der Beratung, und undogmatisch. Unter dem Strich kommt es darauf an, dass Sie *täglich* zwischen 600-800 Kalorien liegen, satt sind, und dass der Stoffwechsel mit Vitalstoffen aktiviert und saniert wird.

In diesen *Einzelfällen* biete ich dann folgende Variante an: 2 Vitalstoff-

Ballastoff-Eiweiß Shakes + 1 Zwischenmahlzeit + 1 Hauptmahlzeit. Tauscht man die zweite Mahlzeit mittags oder abends durch einen Shake mit Vitalstoffen, Ballaststoffen + Eiweiß aus, hat man eine gute Sättigung. Da ein solcher Shake erheblich weniger Kalorien als eine kleine Mahlzeit hat, kann dann eine kleine sättigende Zwischenmahlzeit gegessen werden. Das kann z.B. 150 g Magerquark mit Tiefkühlhimbeeren sein, der extrem satt macht und zum Mitnehmen für unterwegs sehr gut geeignet ist. Einmal am Tag wird dann die Hauptmahlzeit in Ruhe zubereitet. Dann, wenn bei vielen gemeinsame Familienzeit angesagt ist.

Einen kleinen Vorteil hat diese Flex-Variante: In Studien sieht man, dass Übergewichtige sich bei den Kalorien einer Portion verschätzen. Sie unterschätzen den Kaloriengehalt oft um mehrere hundert Kalorien. Meist liegt es am Fettgehalt oder an der Portionsgröße. Diese Hauptfehlerquelle herauszuarbeiten, ist in der Beratung oft schwierig. Im Gegensatz zu einer „kleinen Mahlzeit“, hat man mit einem Shake die Kalorien exakt unter Kontrolle.

Mein Tipp: Die klassische Variante mit zwei Gerichten ist immer vorzuziehen. Das Kochverhalten wird stärker dadurch beeinflusst. Für sie liegt die meiste Erfahrung vor.

Es ist Ihre Entscheidung

Langsam oder schnell abnehmen? Sie wissen jetzt: Wenn es schnell gehen soll, dann kann es nur ein Niedrig-Kalorien-Konzept mit zusätzlichen Vitalstoffen & Eiweiß sein, damit Sie in keinen Mangel kommen.

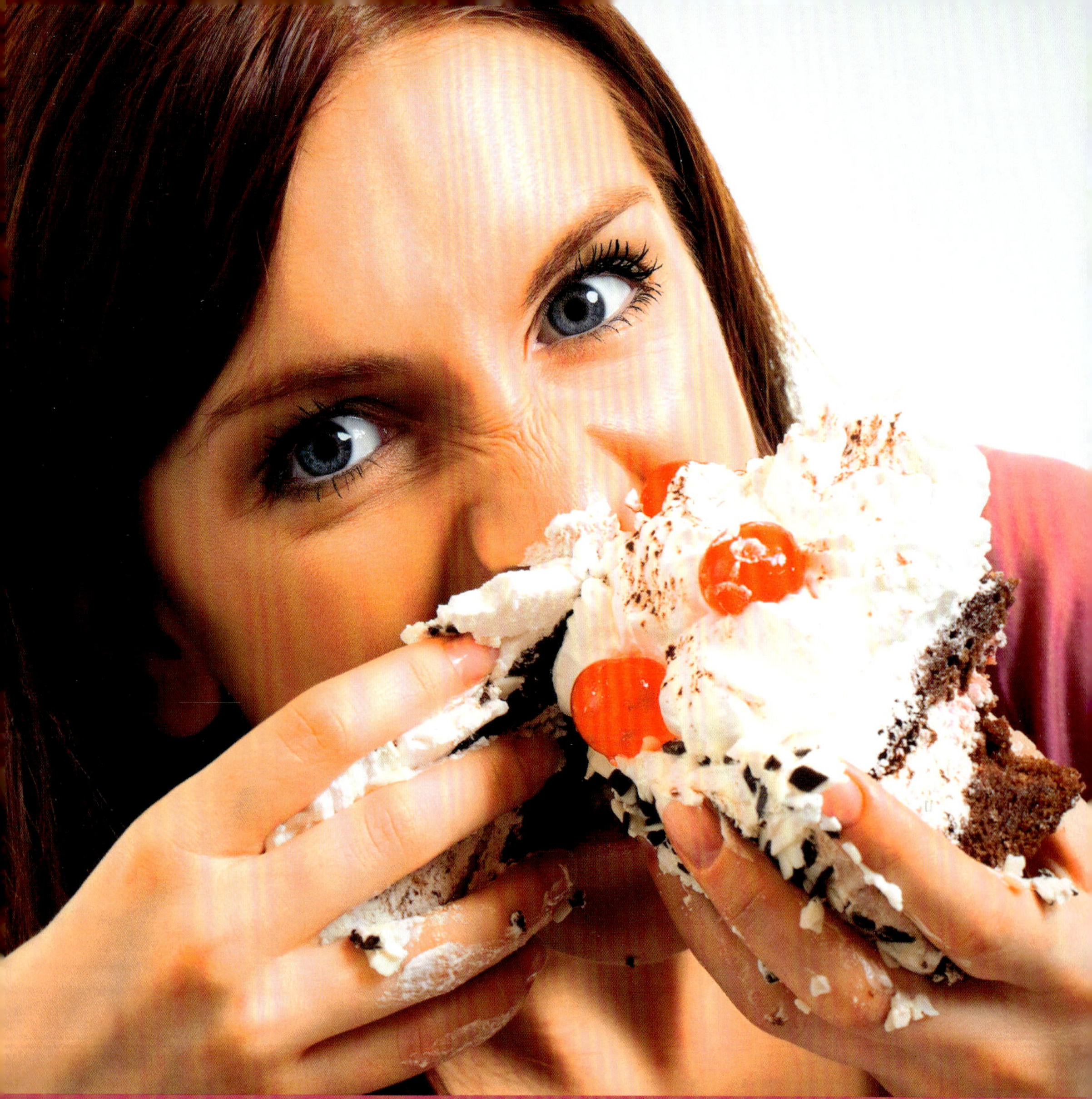

PFEILER 2

Raus aus der Kohlehydratfalle.
Die Vorteile der No-Carb-Strategie.

Schnelle Kohlehydrate machen Sie dick, hungrig und unzufrieden. Das sind die drei großen Themen dieses Kapitels. Hunger und Psyche sind das Leitthema. Erfahren Sie im Kapitel, warum Kohlehydrate süchtig machen und warum die No-Carb-Stoffwechselkur Sie aus dieser Kohlehydratfalle befreit.

Dick durch schnelle Kohlehydrate

Schnelle Kohlehydrate – ab in die Fettzelle

Sie können es sich nicht erklären. Sie werden immer dicker, obwohl Sie weniger Fett, viel Brot und Kartoffeln essen. So wie es die Deutsche Gesellschaft für Ernährung (DGE) mit 45 % Kohlehydraten vorschlägt. Die Folge: Sie müssen ständig auf die Kalorien achten und haben viel zu oft Hunger. Frust pur.

Was läuft da falsch? Das möchte ich Ihnen an einem Mäuseexperiment zeigen. Zwei Mäusegruppen futtern exakt gleich viele Kalorien. Gruppe A frisst Kartoffeln & Brot. Gruppe B schmatzt Vollkorn. Nach einem halben Mäuseleben wiegen die Kartoffel-Brot-Mäuse 16 % mehr und haben 40 % mehr Fett in der Bauchregion. Die Vollkornmäuse sind dagegen schlank geblieben. Haben kein extra Fett und müssen dafür noch nicht einmal ins Mäuse-Fitnessstudio.

Kalorie ist nicht gleich Kalorie

Das Experiment von Prof. Brand-Miller ist weltberühmt. Es deckt einen der größten Irrtümer der Ernährungswissenschaften auf. Es zeigt: Kalorie ist nicht gleich Kalorie. Was zählt, ist, wie schnell diese Kalorie in der Blutbahn ankommt. Wenn schnelle Kohlehydrate wie Zucker, Kartoffeln, Brot, Pasta als Energie die Blutbahnen überfluten, wird Insulin, das Zuckerwegpackhormon, ausgeschüttet. Dessen Aufgabe ist es, die überschüssige Energie dann sofort in die Fettzellen zu packen. Kommt die Energie dagegen ganz langsam in die Blutbahn, wie bei Vollkorn, wird ein großer Teil davon gleich verbrannt. Die Bierwampe ist der sichtbare Beweis für diesen Mechanismus. Maltose, der Zucker aus Bier, flitzt am allerschnellsten in die Blutbahn. Softdrinks, Limonaden und Co. sind sozusagen ein millionenfaches Mäuseexperiment am Menschen. Schnelle Kohlehydrate bedeuten immer Fetteinlagerung.

Sie werden immer dicker? Dann überlegen Sie mal, was Sie alles an schnellen Carbs essen und trinken? Wie viel Brot, Pasta, Pizza, Teilchen, Fertigprodukte, gezuckerte Milchprodukte & Co. sind dabei? Die gebetsmühlenhafte Wiederholung, Kartoffeln, Reis, Brot zu essen und stattdessen Fett & Eiweiß zu vermindern, hat uns die letzten 20 Jahre dick werden lassen.

In der Grafik sehen Sie nochmal, wie dies funktioniert. Wenn Sie diese Insulinkurve einmal verstanden haben und auf langsame Kohlehydrate umsteigen, dann werden Sie nie wieder zunehmen!! Gleich viel Kalorien. Einfach schlank bleiben. Das ist doch genial!!

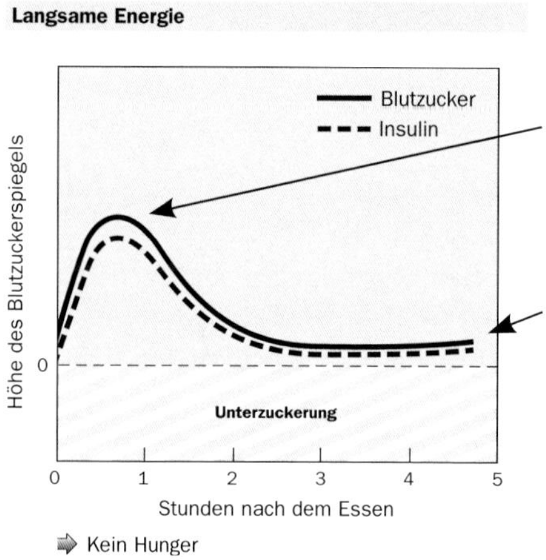

Was ist das Geheimnis der Schlanken?
Sie essen Energie, die langsam im Körper ankommt, verbraucht und weniger in die Fettzellen zwischengespeichert wird. Nur wenig Zuckerwegpackhormon (Insulin) wird so ausgeschüttet.

Wie verbrennen Sie mehr Fett?
Langsame Energie hält lange satt. Es kommt zu keiner Unterzuckerung. Der Körper stellt einfach auf Fettverbrennung um, und der Hunger bleibt lange aus.

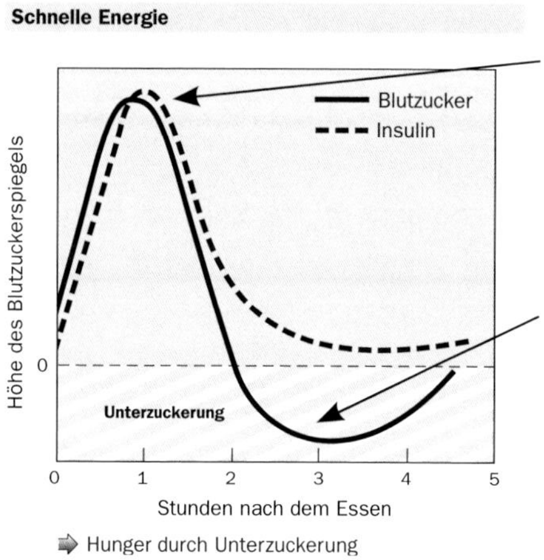

Wie landen Kalorien im Hüftspeck?
Schnelle Energie macht dick. Die Energie kommt zu schnell in die Blutbahn. Das Zuckerwegpackhormon (Insulin) wird ausgeschüttet und packt die überflüssige Energie in die Fettzellen.

Warum bekommen Sie schneller Hunger?
Wegen der hohen Insulinausschüttung wird zu viel Energie in Ihre Fettzellen geschaufelt, und der Blutzuckerspiegel fällt dann stark. Die Folge: Unterzuckerung. So werden Sie schneller wieder hungrig und essen mehr. Sie essen sich so immer hungriger und dicker. Nur wer lange satt ist, kann sein Gewicht halten oder sogar abnehmen.

Mein Tipp für die Zeit nach der Stoffwechselkur: Sie wollen schlank wie die Vollkornmäuse bleiben und trotzdem mal Nudeln essen. Kohlehydrate pur. Hier der Trick: Sie trinken nach den Nudeln reine Ballaststoffe. Das verlangsamt die Energieaufnahme. So wird weniger Energie als Fett abgespeichert. Nudeln wie Vollkorn also. Genial. Nehmen Sie dazu einen reinen Ballaststoffshake.

Hungrig durch Kohlehydrate

Was macht satt?

Eiweiß macht satt. Fett macht satt. Kohlehydrate machen hungrig. Warum? Das Zuckerwegpackhormon Insulin schaufelt schnelle Kohlehydrate so schnell aus der Blutbahn, dass wir im Nullkommanichts unterzuckert sind. Durch diese Unterzuckerung bekommen wir dann Heißhunger. 17 Studien weisen inzwischen nach, dass Kohlehydrate übermäßigen Hunger auslösen.[4] Stört Sie der Hunger? Dann essen Sie mehr Eiweiß & Gemüse. Beides lässt den Insulinspiegel komplett flach und beides hält lange satt. Unmerklich stellen Sie dann irgendwann auf Fettverbrennung um. Wie bei einem Hybridmotor. Genauso wird es auf der Stoffwechselkur gemacht.

Ich kann trotz Diät nicht abnehmen

Immer wenn der Insulinspiegel hoch ist, kann kein Fett aus den Fettzellen zu Energie verbrannt zu werden. Wenn Sie nun ständig Kohlehydrate nachtanken, ist das eine Einbahnstraße in Richtung Fettzelle. Schlimmer noch: Bei stark Übergewichtigen fällt das Insulin kaum noch komplett ab. Ist ständig zu hoch. Bei einer dann drohenden Insulinresistenz wird ständig übermäßig viel Insulin ausgeschüttet. Für Diabetiker, die zusätzlich Insulin spritzen, oder Übergewichtige, die eine Insulinresistenz entwickelt haben, kann es so fast unmöglich sein, an die Fettzellen heranzukommen. Das weiß man erst seit Kurzem. Man nennt dies „basal erhöhte Insulinspiegel". Das bedeutet: Eine Diät mit Kohlehydraten kann nicht funktionieren, weil immer zu viel Insulin da ist und die Fettzellen dicht sind. Es ist wie eine Abnehmblockade. Stark Übergewichtige und Diabetiker nehmen deshalb besser auf Low und No-Carb-Konzepten ab, weil der Insulinspiegel endlich sinkt und den Weg für den Fettabbau öffnet. Das deutsche Diabetes Zentrum in Düsseldorf von Prof. Martin ist damit enorm erfolgreich. (siehe Seite 111)

Unzufrieden durch zu viele Carbs

Kohlehydrate und Ihre Glückgefühle

Auf der Stoffwechselkur essen Sie 4 Wochen lang keine Kohlehydrate. No Carb. Wenn ich das in der Beratung sage, bekomme ich meist heftige Reaktionen. *„Also auf Süßes kann ich ja mal verzichten, aber nicht auf Brot und Nudeln. Ich esse das einfach wahnsinnig gerne. Was soll ich denn dann überhaupt noch essen?“* Ich merke immer, wie übermäßig emotional diese Einwände kommen. Hätte ich gesagt, es gäbe vier Wochen lang keinen Brokkoli, wäre das einfach abgenickt worden. Da ich mich für mein Nichtraucher-Buch ausgiebig mit Nikotin als Droge beschäftigt habe, fiel mir sofort der Suchtcharakter dieser Einwände auf.

Der Verlust der Kontrolle – Die Fragen

Meine erste Reaktion zu den Einwänden war: Gibt es dazu Studien, dass Kohlehydrate süchtig machen? Gibt es wie bei allen Drogen einen Gewöhnungseffekt, der uns immer mehr Kohlehydrate essen lässt und die Kontrolle darüber verlieren lässt? Gibt es Veränderungen im Gehirn, die dann zu vermehrten Stimmungsschwankungen führen, die Carb-Junkies dann wieder mit Zucker/Kohlehydraten ausgleichen wollen? Deregulieren Kohlehydrate das Hunger-Sättigungsgefühl? Alle der obigen Fragen kann man mit Ja beantworten.

Macht Zucker glücklich?

Zucker & Kohlehydrate wirken direkt auf das Belohnungs- und das Stresszentrum des Gehirns. Im Belohnungszentrum werden Ihre Glücksbotenstoffe (Neurotransmitter) ausgeschüttet. Serotonin und Dopamin sind solche Neurotransmitter. Ihre Gefühle entstehen biochemisch mit diesen Botenstoffen. Drogen verändern die feine Balance dieser Neurotransmitter. Lassen uns süchtig danach werden. Gibt man Ratten die Auswahl zwischen Kokain und Zucker, wählen sie Zucker. Selbst kokainsüchtige Ratten wechseln auf Zucker. Das Suchtpotential von Zucker ist 4 Mal stärker als das von Heroin.[5]

Jeder von uns nutzt diesen Belohnungskick. Schon als Kind wird man mit Zucker getröstet. Nach einem schlechten Tag weiß man genau, wie mit Zucker die eigene miese Stimmung kurzfristig hochmanipuliert werden kann. Schokolade tröstet schnell die Seele.

Auch Kohlehydrate wie Kartoffeln und Brot funktionieren ähnlich wie Zucker. Die Stärke aus Kartoffeln, das sind längere Ketten von Zuckermolekülen, wird schon im Mund gespalten und kommt rasant in die Blutbahn und ins Gehirn. Führt dann zur Ausschüttung von Glücksbotenstoffen. Die Schnelligkeit ist wichtig für den deutlich spürbaren Kick. Die kleine Verbesserung der Gefühle. Sie lieben Kartoffeln, Brot und Schokolade? Wundern Sie sich also nicht, warum.

So werden Sie manipuliert

Die Lebensmittelindustrie manipuliert uns mit Zucker. Von den 600.000 Lebensmitteln auf dem amerikanischen Markt enthalten 80 % Zucker. 36 Kilogramm Zucker pro Kopf pro Jahr jubelt die Industrie uns Deutschen unter. Ein abhängig und krankmachendes Stöffchen. Verschleiert wird Zucker mit 56 verschiedenen Bezeichnungen auf den Etiketten. Er steckt dann in angeblich gesunden Joghurts, Müslis, Ketchup, ja sogar in Rotkohl wird die „Kundenbindung“ durch Zucker verbessert. 85 % des gesamten Zuckers werden von der Industrie verarbeitet und nicht etwa in privaten Haushalten.

Immer mehr Kohlehydrate für das gleiche Glück

„Na gut, Zucker macht mich glücklich, verschafft mir kurzfristig ein gutes Gefühl. Ist doch super.“ Bis hierhin ja. Nur verändert sich dabei Ihr Gehirn. Die Andockstellen für den Glückbotenstoff, die D2-Dopamin-Rezeptoren, werden weniger, und sie werden herunterreguliert. Das bedeutet: Sie brauchen immer mehr Kohlehydrate, um den gleichen Glückseffekt zu erzielen.[6,7] Auch das kennt jeder von uns: Der Zuckerkonsum kann sich hochschaukeln. Erst braucht man mal ein paar Gummibärchen, mit der Zeit möchte man es jeden Tag, und dann muss es noch die Schokolade dazu sein. Auch das kann man an Mäusen zeigen. Lässt man sie Zucker nuckeln, wollen sie immer mehr davon haben. Ein klassischer Drogenmechanismus: der Gewöhnungseffekt. Nur mit immer mehr Kohlehydraten kann man dann noch das gleiche Glücksniveau bekommen. Die Abstumpfung der Andockstellen im Gehirn führt zu ausbleibender Befriedigung, Stimmungsschwankungen und häufigeren depressiven Verstimmungen.

So denkt ein Kohlehydrat-Junkie: *„Nein, auf mein Brot und die Nudeln kann ich nicht verzichten. Ich esse es wahnsinnig gerne."* (Suchteffekt) Und: *„Was soll ich denn dann essen?"* (Der Kohlehydratanteil hat sich immer höher geschaukelt).

Übergewichtig und verändertes Botenstoffsystem

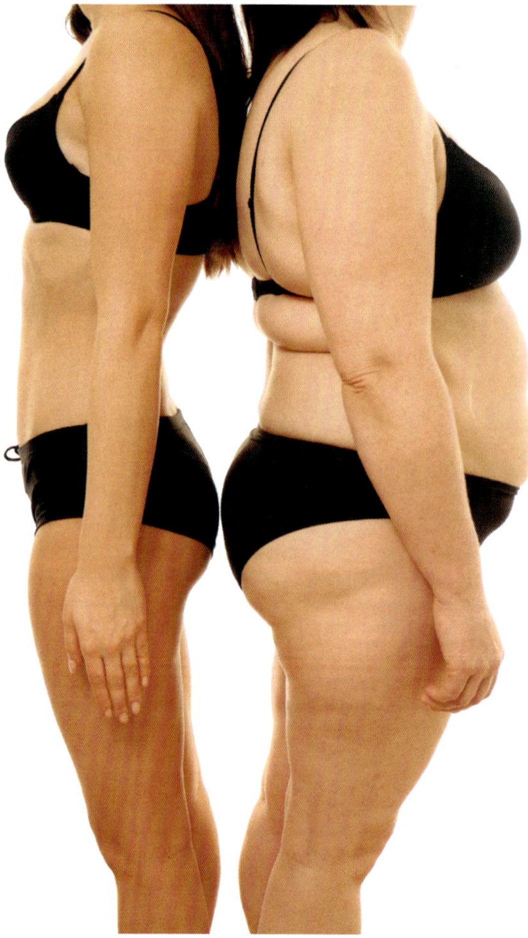

Vergleicht man stark Übergewichtige mit Schlanken, lassen sich die strukturellen Veränderungen am Glücksbotenstoffsystem (Dopaminsystem) im Gehirn genau zeigen, wenn man die Gehirne im MRT (Magnet-Resonanz-Tomografie) untersucht.[8,9] Die Andockstellen für Dopamin haben sich zurückgebildet. Reagieren nur noch auf massiven Stimulus, aber kaum noch auf die körpereigenen Glücksbotenstoffe. Diese sind zu schwach geworden. Jetzt braucht man wirklich den Zucker für sein Glücksgefühl. Man ist „abhängig". Wie bei allen Drogen löst dieses veränderte Dopaminsystem ein starkes Beschaffungsverlangen aus. So wie Raucher immer Zigaretten im Haus haben oder „meilenweit für Camel Filter laufen" (sprich: zur nächsten Tankstelle fahren), so bevorraten sich Carb-Junkies im Supermarkt mit Süßem. Man hat immer Vorrat im Schrank. Anfangs, um seine Gefühle im Notfall zu regulieren. Dann immer häufiger, um sich überhaupt gut zu fühlen. Dann möchte man es jeden Tag. Mehrfach.

In der Zuckerfalle

Es liegt also NICHT an der Willenskraft, die fehlt. Zucker-Junkies brauchen im Gegenteil viel mehr Willenskraft, um auf Süßes zu verzichten, als jemand, der schlank ist. Selbst Fotos von Süßem anzuschauen führt im Gehirn von Übergewichtigen zu einem stärkeren Verlangen als bei Normalgewichtigen. Das hat man mit bildgebenden Verfahren im MRT gezeigt.[10] Schauen Sie sich dazu die 10-Minuten-Dokumentation auf YouTube an.

Hierzu die Geschichte von Oliver: „Ich kann es einfach nicht ertragen, wenn jemand etwas isst und ich nicht mitesse. Schon das Rascheln von Brötchentüten im ICE oder das Kaugeräusch vom Nachbarn macht mich vollkommen unruhig und unzufrieden. Ich möchte dann auch unbedingt essen. Und will mir unbedingt was Essbares beschaffen."

Tipp YouTube: Geben Sie in YouTube folgende Stichworte ein: Nano, Zucker, süchtig. Sie erfahren, wie Sucht und Zucker zusammenhängen.

Leiden für Schokolade – Das Beschaffungsverhalten

Hoch verarbeitete Lebensmittel haben viele schnelle Kohlehydrate und wenig Ballaststoffe. Naturbelassene Lebensmittel sind genau umgekehrt: Wenig Kohlehydrate und viele Ballaststoffe. So einfach ist das. Lässt man Mäusen die Auswahl zwischen schnellen Kohlehydraten (einer Mischung aus Kartoffeln, Brot, Reis, Kuchen, Schokolade) oder normal gesundem Futter, wechseln sie schnell und dauerhaft auf die Kohlehydrat-Ernährung. Sie werden übergewichtig und verlieren die Kontrolle über ihr Essverhalten. Selbst wenn sie sich damit schaden, fressen die Mäuse weiter. Um dieses Suchtverhalten zu testen, installierte man in einer Studie ein Warnblitzlicht, das kurz nach dem Blinken erhebliche Elektroschocks an den Pfoten der Mäuse auslöste. Die Mäuse auf normalem Futter hörten sofort auf zu fressen und verließen die Futterstelle. Die übergewichtigen, kohlehydrat-süchtigen Mäuse fraßen trotz dieser erheblichen Konsequenzen weiter.[11]

Auch das kennen stark Übergewichtige: Obwohl man weiß, dass man sich schadet, vielleicht seinen Partner verliert, dumm angeschaut wird, weil man enorm zugenommen hat, Diabetes bekommt oder Medikamente nehmen muss … man isst weiter. Eine Sucht. Man frisst sich buchstäblich zu Tode. Für einen selbst ist das kaum zu erklären. Dieser Kontrollverlust über die Nahrungsaufnahme ist zusätzlich nicht gut fürs Selbstwertgefühl. Man hat sein ganzes Leben wunderbar im Griff. Ist Erfolgreich. Nur über das, was man sich in den Mund steckt, darüber hat man die Kontrolle verloren. Man kann es sich nicht erklären. Ein Teufelskreis.

Raus aus der Kohlehydratfalle

Warum erzähle ich Ihnen all dies so detailliert? Was mir als Erstes aufgefallen ist bei meinen Klienten nach 4 Wochen Stoffwechselkur: Sie hatten kaum noch Lust auf Kohlehydrate.

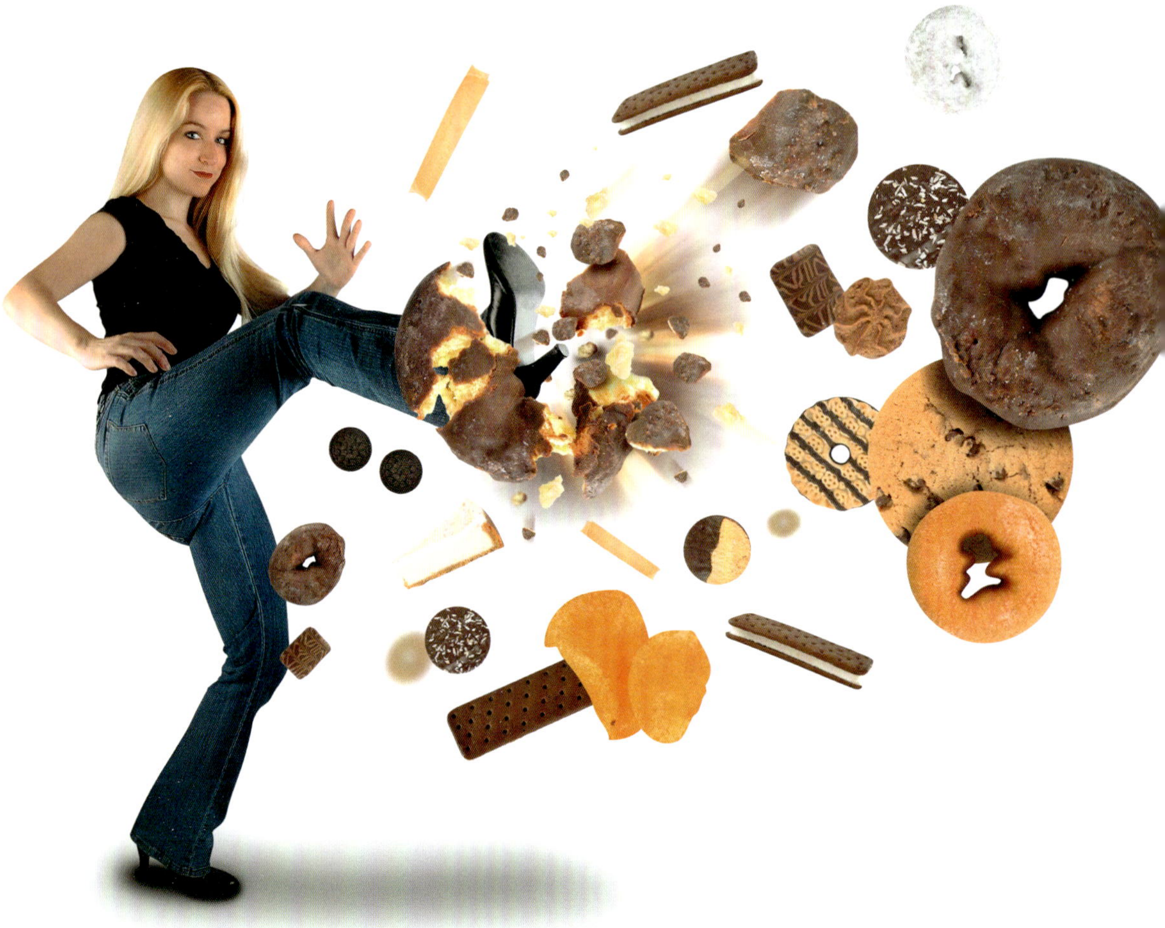

Ingo beschrieb es so: *„Pasta war immer mein Lieblingsgericht. Ohne Pasta, das konnte ich mir nicht vorstellen. Dann, nach der Stoffwechselkur, hatte ich kaum noch Lust drauf. Als ich dann zum ersten Mal wieder Pasta gegessen habe, blieb der Kick weg. Ich fand es okay, aber es war nicht das gleiche Gefühl wie vorher."*

Das Gehirn und das Glücksbotenstoffsystem hatten sich normalisiert. Er hatte „weniger Lust" auf Kohlehydrate. *„Der Kick"* stellt sich wie bei Drogensüchtigen nur ein, wenn der Schuss Kohlehydrate sie aus einem Entzugsloch herausholt. Raucher kennen das: Sie rauchen sich aus einem Nikotinloch wieder hoch auf Normalniveau. Da sich bei Ingo die Rezeptoren wieder normalisiert und neu gebildet hatten, war dieser Kohlehydrat-Kick aus einem Glückstief aber nicht nötig. Die eigenen Glücksbotenstoffe reichten bei ihm wieder aus.

Nun noch mal zu Oliver, der es nicht ertragen konnte, wenn neben ihm jemand isst. Er stellte fest: *„Nach 2–3 Wochen auf der Stoffwechselkur merkte ich im ICE, dass es mich gar nicht mehr störte, wenn um mich herum gegessen wurde. Es war mir völlig egal. So was kannte ich überhaupt nicht. Ich hatte mein ganzes Leben lang Futterneid. Und nie wusste ich, warum."*

Erholtes Botenstoffsystem: Einzelfall oder Effekt der Stoffwechselkur?

Waren das nun Einzelfälle? Das wollte ich überprüfen. Circa 10.000 Kunden der Firma, welche die Stoffwechselkur anbietet, waren in meinen Eiweißvorträgen. Die Hälfte davon hatte die Stoffwechselkur bereits gemacht. Ich stellte dem Publikum, meist 500-1.000 Menschen pro Saal, immer folgende Fragen: *„Wer hat die Stoffwechselkur schon gemacht?"* Circa die Hälfte hob die Hand. Und: *„Wer von Ihnen hat nach der Stoffwechselkur weniger Lust auf Kohlehydrate gehabt?"* Wieder die Hälfte des Saals hob die Hände hoch. Dann: *„Wer hatte keinen Hunger auf der Stoffwechselkur?"* Wieder gingen die Hände hoch. Die Antworten waren immer eindeutig und die hohe Anzahl der Teilnehmer mit gleicher Erfahrung frappierend.

Der Kohlehydratentzug hatte anscheinend zu einer Erholung des Dopamin-Botenstoffsystems und des Sättigungszentrums geführt. Bei Nikotinentzug sieht man dasselbe: Das Botenstoffsystem und die Andockstellen erholen sich innerhalb von 3 Wochen. Zucker dockt übrigens in der gleichen Hirnregion an wie Nikotin.

Warum eine No-Carb-Diät?

Jetzt verstehen Sie, warum null Kohlehydrate – No Carb – so ungemein wichtig ist für eine gewisse Zeit: Um Sie aus der Kohlehydratfalle herauszubringen.

Noch eine Frage bekomme ich immer wieder von Klienten, bevor sie mit der Stoffwechselkur starten: *„Muss ich denn dann immer so weiter essen?“* Was in der Frage drinsteckt: *„Muss ich dann auf etwas verzichten?“* Verzicht bedeutet, dass man etwas vermisst oder sich verkneift. Die „Stoffwechsler“ stellen dagegen fest, dass es gar kein Verzicht mehr ist. Weil sie weniger Lust darauf verspüren. Weil sie den Aufwärtskick aus dem Tief nicht mehr brauchen. Dadurch haben sie die Chance, ihre Ernährung langfristig zu ändern. Nicht, weil sie müssen oder dies mit Willenskraft durchsetzen, sondern weil sich etwas innendrin verändert hat. Der Druck ist weg, sich Glück über Zucker zu verschaffen. Es fühlt sich gut an ohne Kohlehydrate. Dies ist eine so fundamentale freudige Erfahrung, die ich nur jedem wünschen kann.

Essen zur Betäubung von Schmerz

Häufig führen dramatischen Lebensumstände dazu, dass Menschen sich mit Nahrung zuschütten, beruhigen und trösten. Man will sich betäuben. Der eine oder andere kennt wahrscheinlich dieses emotionale Essen.

Warum essen wir bei Megastress und negativen Gefühlen so gerne? Weil Kohlehydrate nicht nur das Glücksbotenstoffzentrum im Gehirn ansteuern, sondern auch das Stresszentrum. Zucker stimuliert die Ausschüttung körpereigener Opioide und Endorphine.[12,13] Diese wirken beruhigend, Angst lösend und schmerzlindernd. Der emotionale Schmerz kann so ertragen werden. Das funktioniert eine Weile, dann setzt der oben beschriebene Suchtmechanismus ein, weil die Andockstellen im Gehirn herunterreguliert werden. Dann isst man immer und immer mehr und sitzt bald auf 10, 20, 30 kg Gewichtszunahme.

Ich habe viele Klienten, die es geschafft haben über 50 kg Gewicht wieder zu verlieren. Solch hohe Gewichtsverluste sieht man selten bei konventionellen kohlehydrathaltigen Diäten, aber sehr häufig mit der gut durchdachten No Carb-Stoffwechselkur. Viele bekommen damit zum ersten Mal ihr emotionales Essverhalten in den Griff. Kommen aus der Zuckersucht raus. Zusätzlich, wie wir in den nächsten Kapiteln sehen werden, bekommen sie die Vitalstoffe, welche am Aufbau der Glücksbotenstoffe beteiligt sind: Eiweiß, Vitamine und Omega-3. Das stabilisiert die gesamte Stimmung und Psyche.

Zusammenfassung: Der Vorteil von No-Carb-Diäten

Mein Tipp: *Seien Sie wirklich konsequent und lassen Sie sämtliche Kohlehydrate 4 Wochen lang weg.*

Es lohnt sich. Nur so bleiben Sie in der reinen Fettverbrennung (Ketogenese). Sie entkommen der Hungerfalle und werden länger satt sein. Ihre Insulinproduktion beruhigt sich und viele können zum ersten Mal abnehmen. Nur so kommen Sie wirklich aus der Suchtfalle der Kohlehydrate heraus. Nur bei einer No-Carb-Diät können Sie diese interessante Erfahrung machen, dass die Lust auf Kohlehydrate nachlässt, das Gehirn sich umstrukturiert und Ihre Stimmung stabiler wird.

Langfristig werden Sie mit weniger Kohlehydraten weniger Fettabspeicherung, weniger Hunger, einen konstanteren Energiefluss durch den Tag und weniger emotionale Tiefpunkte haben.

„Das kann ich mir alles noch gar nicht so richtig vorstellen." Das ist in Ordnung. Versuchen und spüren Sie es einfach.

Machen Sie die Erfahrung, denn Erfahrung ist das beste Wissen.

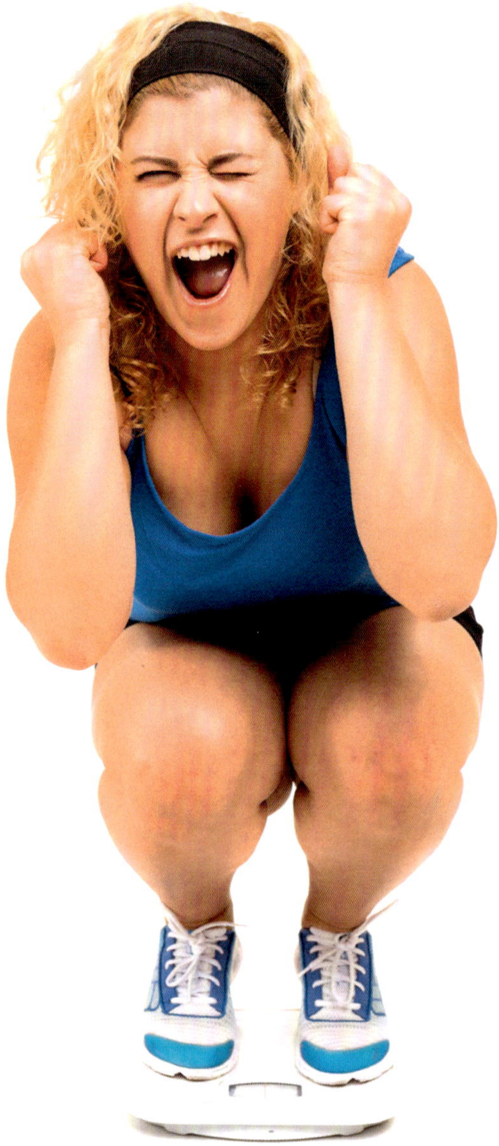

PFEILER 3

Satt, glücklich und ohne Jo-Jo-Effekt.
Abnehmen mit Eiweiß.

Woran denken Sie beim Abnehmen?

An Verzicht? An Hunger aushalten? Stimmungstiefs? Willenskraft? Durchhalteparolen? Nach einigen Wochen voller Willenskraft wirft man das Handtuch. Dann kommt der Jo-Jo-Effekt. Der ganze Aufwand war umsonst. Der Fehler der meisten Diäten: zu wenig Eiweiß. Studien zeigen, dass eiweißreiche Diäten

- das Sättigungszentrum nachhaltig beeinflussen,
- zu einem höheren Gewichts- und Fettverlust führen,
- die Muskeln erhalten und so vor dem Jo-Jo-Effekt schützen.
- Eiweiß verringert Stimmungsschwankungen und macht Sie leistungsfähiger.

Das sind die vier Themen dieses Kapitels.

Wer nicht satt ist, kann nicht abnehmen

Eiweiß und Sättigung

„Ein Abnehmprogramm ohne Hunger – gibt es das?" Ja, das geht mit viel, mit sehr viel Eiweiß. *„Wieso sehr viel?"* Wie viel genau – das wollte man herausfinden. Ob es einen Unterschied gibt hinsichtlich Hunger und Gewichtsverlust, wenn man den Eiweißanteil stark erhöht und Kohlehydrate vermindert, bei gleicher Kalorienzahl. Zwei Dutzend Studien geben hierüber genau Auskunft.[14] Bei gleicher Kalorienzahl wurden die Teilnehmer in zwei Gruppen eingeteilt. Gruppe 1 bekam viel Eiweiß (25-35 %) und wenige Kohlehydrate. Gruppe 2 bekam „normal viel" Eiweiß (10-15 %), dafür mehr Kohlehydrate. Das Ergebnis: mehr Sättigung in der Gruppe mit hohem Eiweißanteil. Eine hohe anstelle von einer Standard-Eiweißzufuhr beeinflusst Hunger, Sättigung und zusätzlich wichtige Botenstoffe, die unser Hungerzentrum regulieren:

- Viel Eiweiß vermindert den Hunger
- Viel Eiweiß führt zu einer starken Sättigung
- Viel Eiweiß steigert Botenstoffe, welche die Nahrungsaufnahme vermindern (GLP1 und PYY)
- Viel Eiweiß vermindert den Botenstoff Ghrelin, der Hunger auslöst.

Die Studien: So beeinflusst eine hohe Eiweißzufuhr, verglichen mit einer „normalen" Eiweißzufuhr bei gleicher Kalorienzahl, in Studien das Sättigungszentrum.

Hunger ☺	Sättigung ☺	Grehlin runter ☺	GLP1 PYY rauf ☺	Studie
☺	☺			Stubbs (1999)
☺			☺	Batterham (2006)
☺	☺	☺		Brennan (2012)
☺	☺	☺	☺	Belza (2013)
		☺	☺	Van der Klauw (2013)
		☺	☺	Blom (2010)
	☺		☺	Leidy (2009)
	☺			Veldhorst (2009)

Shake statt Spritze – Eiweiß stimuliert das GLP1 Sättigungshormone natürlich. Die neuen Abnehmspritzen setzen ein synthetisches GLP1-Molekül ein. Die hohen gespritzten Dosierungen führen zu Übelkeit, starken Nebenwirkungen und zu einem Gewöhnungseffekt im Gehirn. Deswegen wird nach 12 Monaten spritzen kaum weiter abgenommen. Werden die Spritzen abgesetzt, tritt ein enormes Hungergefühl ein. 2/3 des verlorenen Gewichts wird in kürzester Zeit dann wieder zugenommen. Eiweiß führt zur natürlichen Ausschüttung von GLP1 und macht nebenwirkungsfrei satt. So wird mehr Gewicht abgebaut, ohne Gewöhnungseffekts im Gehirn.

„Was bedeutet denn nun – viel Eiweiß praktisch?" Auf jeden Fall sollten es ein bis zwei Shakes und zwei eiweißreiche Mahlzeiten sein.

Die Angst zu versagen

„Wozu denn die ganzen Studien?" Ich möchte Ihnen die Sicherheit geben, dass sie das Richtige tun. Denn die Angst zu versagen ist bei vielen groß. Außerdem möchte man nur Zeit in etwas investieren, das funktioniert. Genau aus diesem Grund zeige ich Ihnen Studien.

Der Vorteil von einer *hohen* Eiweißzufuhr: Weniger Hunger! Höherer Fettabbau! Höherer Gewichtsverlust! Besserer Erhalt der Muskelmasse! Das zeigen Meta-Analysen von 24 klinischen Studien.[16,17] Die Erfahrung Tausender Stoffwechselkur-Teilnehmer bestätigt das. Viele konnten zum ersten Mal ohne Hunger abnehmen und Fettpolster, die auf anderen Diäten einfach nicht wegzubekommen waren, schnell abschmelzen.

Bei Hunger bitte noch mal Eiweiß

„Wie viele Portionen Eiweiß darf ich denn essen?" Das Hungergefühl ist individuell unterschiedlich. Viele Übergewichtige haben durch zu viele Kohlehydrate ein stark dereguliertes Sättigungszentrum. Durch Eiweiß und No Carb kommt dies allmählich wieder in Balance. Hunger sollten Sie nie „aushalten", weil Sie meinen, das müsste so sein, wenn man abnehmen will. Das ist vollkommen kontraproduktiv. Sie stopfen dann später irgendwas in sich hinein, weil Ihnen irgendwann bei Hungergefühlen die Willenskraft abhandenkommt. Abnehmen hat aber nichts mit Willenskraft zu tun, sondern mit Strategie. Die ist kurz gesagt so: satt, zufrieden und leistungsfähig zu sein. Eiweiß & Vitalstoffe machen dies möglich.

Jedes Mal, wenn Sie Hunger haben, sollten Sie eine Portion Eiweiß essen. Das Hungergefühl ist die Messlatte. Es gibt hier keine starren Regeln. Es ist okay, wenn es am Anfang ein Paar Shakes mehr sind. Der Vorteil von Eiweißshakes: Sie haben wenige Kalorien, kein Fett, kaum Kohlehydrate.

Mit Eiweiß den Stoffwechsel hochfahren

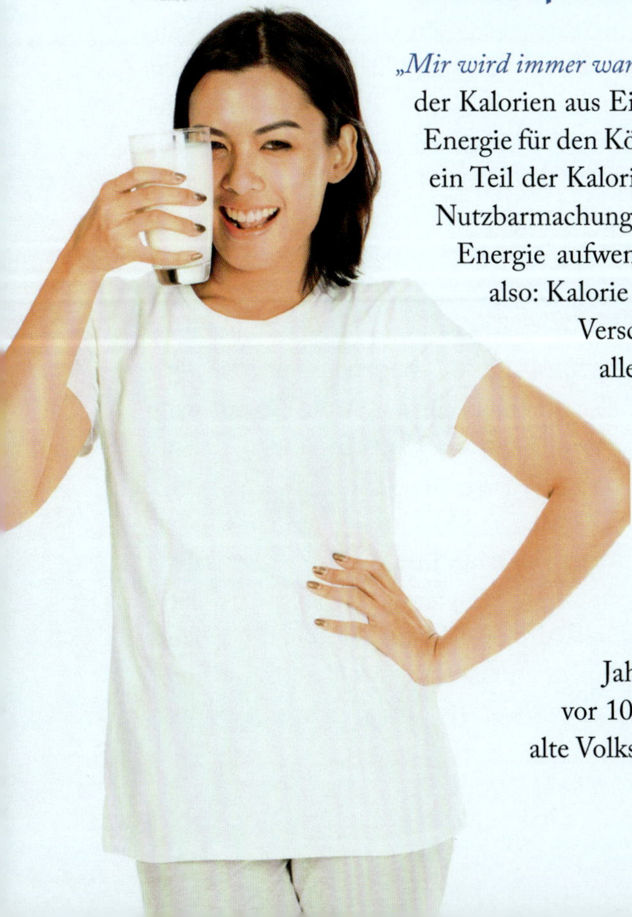

„Mir wird immer warm, wenn ich Eiweiß trinke." Bis zu 30 % der Kalorien aus Eiweiß werden gebraucht, um Eiweiß als Energie für den Körper nutzbar zu machen. Dabei verpufft ein Teil der Kalorien als Wärme (Thermogenese). Für die Nutzbarmachung von Fett muss der Körper nur 2 % Energie aufwenden, für Kohlehydrate 8 %. Sie sehen also: Kalorie ist nicht gleich Kalorie.

Verschiedene Studien rechnen aus, dass alleine durch diesen Wärmeverlust (Thermogenese-Effekt) circa 1,9 kg weniger Gewichtszunahme pro Jahr erfolgt, d.h. wenn man bei gleicher Kalorienmenge auf eine eiweißreiche Ernährung wechselt.[18] Das sieht nach nicht viel aus, aber rechnen Sie das mal auf 10 Jahre hoch. Welches Gewicht hatten Sie vor 10 oder 20 Jahren gegenüber heute? Eine alte Volksweisheit sagt „Ein Pfündchen mehr pro

Jahr". Um langfristig das erreichte Gewicht zu halten, brauchen Sie nur zukünftig weniger schnelle Kohlehydrate zu essen und durch ein paar neue, schmackhafte, eiweißreiche Rezepte und einige eiweißreiche Zwischenmahlzeiten zu ersetzen. Wie genial ist das denn!

Wichtig auf der Stoffwechselkur: Die Stoffwechselaktivität wird mit Eiweiß für mehrere Stunden hochgefahren. Der Körper verbrennt. Auf einer normalen „Diät" kann der Stoffwechsel im Gegensatz dazu leicht in einen Hungerstoffwechsel fallen, bei dem kaum noch verbrannt wird.

Mehr Gewichtverlust, mehr Fettabbau, seltener Jo-Jo-Effekt

Eiweiß schützt Ihren Verbrennungsmotor – die Muskelmasse

Eiweiß erhält die Muskelmasse. Ihre Muskeln sind die Not-Eiweißspeicher für den Körper. In Mangelzeiten, wenn es zu wenig Eiweiß gibt – wie bei traditionellen Diäten – wird Eiweiß aus den Muskeln abgezogen. Wofür? Als Baustoff für die Zellerneuerung. So verliert man Muskelmasse. Und je weniger Muskelmasse Sie haben, desto weniger Kalorien verbrennen Sie.

So kommt es zum Jo-Jo-Effekt

„Ich habe schon so viele Diäten gemacht. Nach kurzer Zeit war mein Gewicht dann höher als vorher." Genau das können Sie vermeiden, wenn Sie Ihrem Verbrennungsmotor die Muskeln erhalten. Ein Kilogramm Muskelmasse verbrennt am Tag 100 Kalorien. Muskeln verbrauchen immer Energie. Einfach nur, wenn Sie mit mehr Muskeln auf dem Sofa sitzen und sogar beim Schlafen. Wie ein Wagen, der mit mehr PS mehr Benzin verbraucht.

Wenn Sie nun auf einer Apfel-Diät 5 kg Fett und 3 kg Eiweiß aus den Muskeln abbauen, dann verbrennen Sie nach der Mangeldiät 300 Kalorien pro Tag weniger als vorher. Haben weniger Muskel-PS für die Verbrennung. Wenn Sie dann auf die normale Ernährung zurückgehen, schnellt Ihr Gewicht wie ein Jojo hoch und Sie speichern nicht verbrannte Energie als Fett ab. Langfristig sollten Sie sich also ein paar kg Muskelmasse anschaffen. Sport treiben. Ins Studio gehen. Damit Sie einfach so, nebenbei verbrennen. Jeden Tag.

Die Priorität auf der Stoffwechselkur bleibt: Erst eiweißreich und kohlehydratarm kochen lernen! Muskeln eiweißreich erhalten. Fett abbauen, indem sie 1.200 Kalorien aus der Ernährung rausnehmen. Erst dann, nach der Kur, Muskeln mit Sport anschaffen, um danach 100-200 Kalorien täglich mehr zu verbrennen. Es sei denn, Sie treiben jetzt sowieso schon Sport. Oder haben viel Zeit.

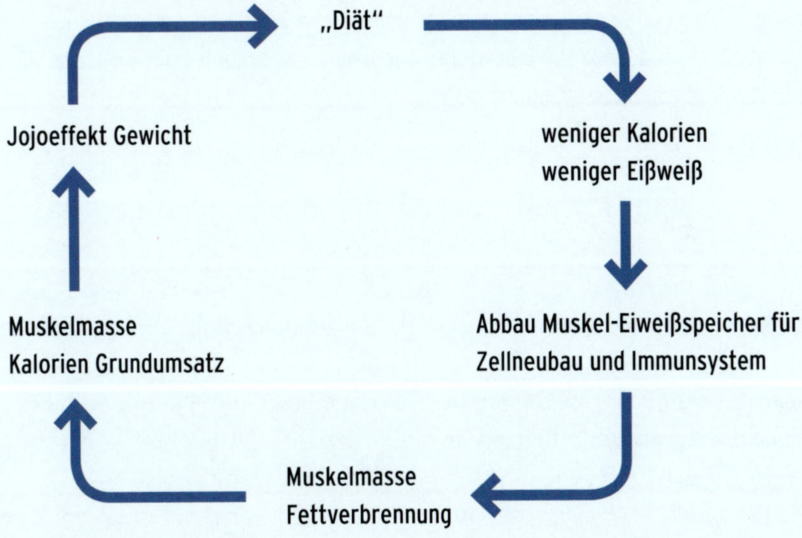

Wenn Sie ein Kilogramm Muskelmasse verlieren, verbrennen Sie 100 Kalorien weniger. Pro Tag. Jo-Jo-Effekt ist vorprogrammiert bei eiweißarmen Diäten.

Mehr Gewichts- und Fettverlust mit Eiweiß

Die Muskelmasse ist ein Verbrennungsmotor. Eine sehr hohe Eiweißzufuhr schützt Sie vor allem schon während der Diät. Die Muskel-PS verbrennen dann jeden Tag mehr, verglichen mit einer Diät, wo Sie schon nach wenigen Tagen Muskelmasse abbauen. Je länger Sie auf solchen „Abbau-Diäten" sind, desto weniger nehmen Sie im Verlauf ab. Da können Sie sich noch so quälen. Genau deswegen sieht man in Studien mehr Gewichtsverlust und mehr Fettverlust auf eiweißreichen Konzepten. Ihre Strategie?

„So viel Eiweiß? Da muss ich noch mal drüber schlafen. Ich nehme lieber mit ausgewogener Ernährung ab." Ich habe immer wieder ungläubige Klienten, die es (trotz erheblichem Übergewicht) besser wissen. Und es zum x-ten Mal mit *„Salat und ein bissl Eiweiß"* oder *„ein bissl Ernährungsumstellung"* versuchen. Vollkommen

erstaunt war ich über eine Frau mit mindestens 40 kg Übergewicht, die mir nach einem Stoffwechselkur-Abend verkündete, Sie würde jedes Jahr Heilfasten machen und hätte gute Erfahrung damit. Das sieht man, war mein Gedanke. Ich frage mich: Wie soll etwas anderes dabei rauskommen, wenn man immer das Gleiche tut?!

Tipp: **Man muss Einwände von Vorwänden unterscheiden. Einwände beantworte ich gerne. Bei Vorwänden, die nur dazu da sind, um bloß nichts zu verändern, verschwende ich keine Energie. Falls Sie also jemanden, z.B. einen sturen Ehemann, überzeugen wollen, setzen Sie ihn nicht unter Druck. Machen Sie es einfach vor.**

Mehr Eiweiß – daran sind die Gene angepasst

„Ist das nicht ungesund, wenn man so viel Eiweiß isst?“ Nein. Wir sind als Menschen bestens daran angepasst. Viel Eiweiß, 10 Mal so viele Ballaststoffe und wenig Kohlehydrate – das wäre „normal“ für unseren Körper. Studienzeitraum: 2 Millionen Jahre. So lange war der Mensch Jäger und Sammler. Über 99 % der Menschheitsgeschichte haben wir uns so ernährt. Mit 25-30 % Eiweiß und nicht etwa mickrigen 10 %, wie es uns die DGE einreden möchte.

„Woher will man denn wissen, was die gegessen haben?“ Der Steinzeitmensch war groß. Das weiß man von den Knochenfunden. Eiweiß führt zu Längen-Wachstum. Erst die Ägypter wurden wieder kleiner. Sie wurden sesshaft und haben Kohlehydrate (Getreide) angepflanzt. Das war ziemlich neu für den Stoffwechsel. Diese Kohlehydrate damals vor 10.000 Jahren waren aber nicht hoch verarbeitet. Sie waren voller Ballaststoffe. Und heute? Seit circa 50 Jahren bekommen wir fast nur noch schnelle Kohlehydrate: 35 kg Zucker pro Jahr, gebackenes Kohlehydratpulver (genannt Brot) und sonstigen hoch verarbeiteten Stoffwechselmüll. Seitdem gehen wir Wohlstandsmenschen vom Längs- ins Querformat. Verfetten. Bekommen Diabetes.

Niemand will mir im Ernst weismachen, dass sich unsere Gensoftware in so kurzer Zeit daran angepasst hätte. Aber eins ist sicher: Die moderne Ernährung macht uns krank und ist eine Katastrophe für unseren Stoffwechsel. Was „ausgewogen“ ist, muss dringend neu definiert werden. Was viele für „normal“ halten, weil sie es in Werbespots mit Bildern von glücklichen, schlanken Menschen präsentiert bekommen, ist keineswegs normal für unseren Stoffwechsel. Genetisch korrekt dagegen ist: Mehr Eiweiß, mehr Pflanzenstoffe (Vitamine & Mineralien), mehr Ballaststoffe, weniger Kohlehydrate. Eine Stoffwechselkur-Ernährung also. Lernen Sie neu kochen. Geht schnell. Schmeckt gut. Hält Sie fit.

Bessere Stimmung und Leistungsfähigkeit

Schlechte Laune auf Diäten

Niemand möchte beim Abnehmen vermehrt Stimmungsschwankungen, Tiefs oder Stress haben. Der Druck, diesen Stress mithilfe von Zucker oder anderem Essen schnell zu lösen, stiege an. Wie ist Ihre Erfahrung bei herkömmlichen Diäten? Die meisten bestätigen mir, dass sie während der Diät gereizt und unzufrieden waren. Selbst Jahre später erinnern sie sich noch daran. Erstaunlicherweise berichten Teilnehmer der Stoffwechselkur über das komplette Gegenteil: gute Stimmung zu haben und sich sehr fit zu fühlen.

Eiweiß und Stimmung

Die Stoffwechselkur liefert mit mehr hochwertigem Eiweiß, zusätzlichen B-Vitaminen und Omega-3 genau die Bausteine, die wichtig sind für die Produktion von Neurotransmittern, den Glückshormonen. Neurotransmitter bestimmen die ganze Bandbreite Ihrer Gefühle. Auf Vitamine und Omega-3 gehe ich in den nächsten Kapiteln noch ein. Mit zu wenig Eiweiß verschlechtert sich Ihre Stimmung, die Konzentration und Stressresistenz nimmt rapide ab. Das hat man in vielen Studien genau getestet.

Die Biochemie der Gefühle

Vor allem drei kleine Aminosäuren sind die Bausteine für Ihre Neurotransmitter. Eiweiß besteht aus 21 verschiedenen Aminosäurebausteinen. Stellen Sie sich diese Aminosäuren wie die Buchstaben eines Alphabets vor, mit dem man jeden Zellbauplan, und auch Ihre Neurotransmitter für Glück, schreiben kann.

Die drei Aminosäurebausteine für den Aufbau von Neurotransmittern sind: Tryptophan, Phenylalanin und Tyrosin. Tryptophan ist eine der seltensten Aminosäuren. Fährt man die Proteinzufuhr auf einer Diät herunter, dann sieht man schnell abfallende Tryptophan-Blutwerte. Und damit deutlich weniger vom Wohlfühl-Botenstoff Serotonin.[19] Natürlich trübt sich die Stimmung damit ein. Übrigens haben Depressive meist zu niedrige Tryptophan-Blutwerte. Bevor Antidepressiva auf den Markt kamen, war Tryptophan das Mittel der Wahl.

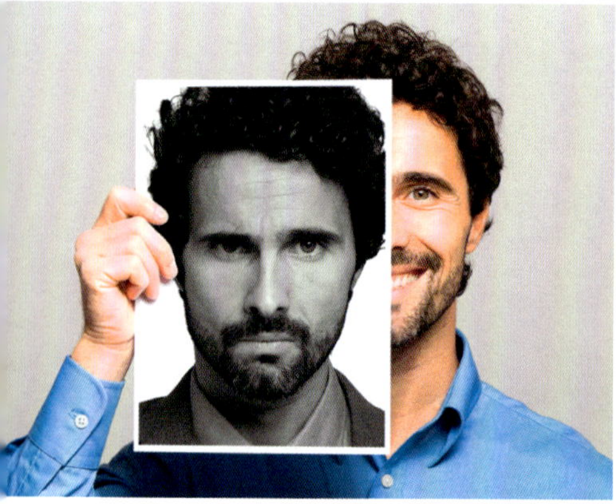

106 Studien belegen alleine für Tryptophan eine anti-depressive, stimmungsaufhellende Wirkung.

So bestimmen Eiweiß und Neurotransmitter Ihre Psyche

Leider können die drei Psycho-Aminosäuren nicht in den Muskeln gespeichert werden. Sonst hätten wir einen ständigen Glücksnachschub. Das wäre angenehm. Aber sie müssen tatsächlich täglich nachgetankt werden. Schon nach kurzer Zeit des Mangels verschieben sich die Stimmungswerte. Faszinierend zu sehen, dass wenige Gramm den Unterschied machen, wie Sie sich fühlen.

- Begeistert, froh, glücklich oder schlecht gelaunt
- Gelassen, ruhig oder ängstlich, unsicher
- Zuversichtlich, entschlossen, stressresistent oder unentschlossen, stressanfällig

Jeder kennt trübe Stunden oder die Stunden, in denen man sich als Sieger fühlt. Alles das bestimmen die Nervenbotenstoffe aus kleinsten Aminosäure-Bausteinen.

Tanken Sie diese Bausteine nach, dann können Sie die Bereiche Konzentration, Stimmung, Stress und Aktivierung direkt beeinflussen. Die Aminosäure Tyrosin wirkt zum Beispiel wie eine Tasse Kaffee. Macht Sie hellwach und konzentriert. Tryptophan macht zufrieden. Andere Aminosäuren machen über Botenstoffe stressresistent und gut gelaunt.

Tipp: Ich würde mich nie an den Schreibtisch setzen, ohne vorher Eiweiß getankt zu haben. Auch wenn ich nachmittags in eine Studie vertieft meine Konzentrationszeit noch einmal verlängern möchte, dann setze ich Eiweiß ein. Ob Schule, Büro, Studium – Eiweiß ist der Baustoff für heiteres Gemüt, Konzentration und Erfolg.

Die wichtigen Fragen

„Wie ist Ihre Stimmung und Ihre Leistungsfähigkeit auf der Stoffwechselkur? Wie fühlen Sie sich?“ Das ist immer die erste Frage, die ich stelle, wenn ich nach 1–2 Wochen Stoffwechselkur mit jemandem telefoniere. *„Super“*, höre ich dann immer wieder. Erst

hier wird vielen bewusst, wie unerwartet gut sie sich trotz wenig essen tatsächlich fühlen. Die meisten kennen nur „Diät" und zwangsläufig schlechte Laune. Es ist diese Bewusstwerdung, die so wichtig ist. Deswegen ist die Stoffwechselkur auch keine „Diät" für mich. Diät ist Mangel. Die Stoffwechselkur füllt dagegen die Vitalstoffdepots auf.

Dann frage ich: *„Und wie sieht es mit dem Hunger aus?" „Hab ich keinen."* Da fällt dann noch ein Groschen. Und erst dann frage ich nach dem Gewichtsverlust. Die Pfunde purzeln dann schon fast nebenbei, wenn man satt und zufrieden ist. Genauer: sich satt und zufrieden isst.

Das Experiment: die Lust befriedigen

„Hm … aber auf mein Gläschen Wein abends kann ich nicht verzichten." Aha! Was genau macht Alkohol? Sie manipulieren damit Ihre Neurotransmitter für eine bessere Stimmung. Machen Sie doch einmal folgendes Experiment: Wenn Sie abends nach einem schlechten Tag nach Hause kommen und möchten sich eine Flasche Wein öffnen, dann trinken Sie stattdessen erst mal einen Eiweißshake und warten 30 Minuten. Sie werden feststellen, dass sich kurze Zeit später Ihre Stimmung verbessert hat. Das „Gläschen Wein" ist gar nicht mehr so wichtig. Genau das ist die Biochemie der Gefühle. Übrigens: Aminosäuren werden in den USA in Entzugskliniken eingesetzt.

Das Experiment: Eiweiß statt Zucker bei Süßattacke

„Und ohne Schokolade … das wird schwer." Ständig zu viel Zucker führt, wie wir im No-Carb-Kapitel gesehen haben, zu einem Abfall der Andockstellen im Dopaminsystem. Deswegen möchte man immer mehr Zucker haben, um die Stimmung wieder zu verbessern. Eiweiß, genauer gesagt Aminosäuren, gelangen gezielt in dieselbe Hirnregion wie Zucker. Dort stimulieren sie den Aufbau von Nervenbotenstoffen, die zufrieden, konzentriert und glücklich machen. Sie sollten also immer genug davon bekommen. Zu wenig vom Eiweißbaustein Tryptophan löst tatsächlich Lust auf Süßes aus. Übergewichtige haben häufig zu niedrige Blutwerte für Tryptophan.[20]

Der Heißhunger ist nichts anderes als der Wunsch, seinen Glücksbotenstoffen einen Kick zu geben. Testen Sie mal einen Eiweißshake statt der Tafel Schokolade. Der Shake hat nebenbei 400 Kalorien weniger. Warten Sie 30 Minuten ab und nehmen Sie wahr, wie Sie sich fühlen. Ich kann Ihnen nur empfehlen, bewusst Ihre Wohlfühl-Botenstoffe testweise zu steigern. Nur die eigene Erfahrung kann Ihnen dieses bisher theoretische Wissen bestätigen. Sex ist auch keine Trockenübung.

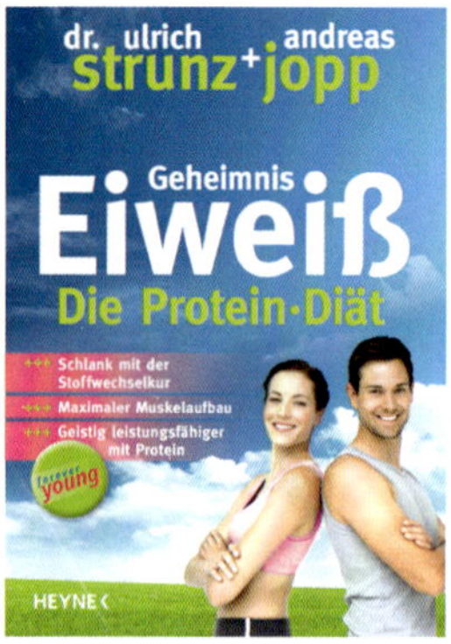

Buchtipp: Geheimnis Eiweiß

Kaum ein Baustein greift tiefer in Ihre Psyche ein als die Aminosäuren. Die Forschung ist aussagekräftig: Bessere Konzentration und Gedächtnis, weniger Stimmungsschwankungen, weniger Gereiztheit und mehr Stressresistenz, auch tieferer Schlaf sind nur einige der Beispiele. Im Buch „Geheimnis Eiweiß" beschreibe ich gewohnt kurz und unterhaltsam die Studien dazu und wie man zusätzliches Eiweiß für sich gezielt einsetzen kann. Natürlich gibt es noch viele andere spannende Themen wie Eiweiß & Immunsystem, Eiweiß & Muskelaufbau und spannende Interviews mit Experten.

Welchen Eiweißshake zum Abnehmen?

Für den besten Muskelerhalt brauchen Sie ein Eiweiß mit hoher biologischer Wertigkeit. Je höherwertiger das Eiweiß ist, desto weniger braucht der Körper, weil alle wichtigen Aminosäuren enthalten sind. In Proteingemischen aus verschiedenen Eiweißquellen, zum Beispiel Soja-Isolat, Milch-Isolat und Molke-Isolat, ergänzen sich die einzelnen Aminosäuren der verschiedenen Eiweißquellen ideal, und können so eine biologische Wertigkeit von 130 erreichen. Auf der rechten Seite sehen Sie das kleine Eiweißlexikon für den Einkauf.

Zusammenfassung

Die Stoffwechselkur ist eiweißreich. In Studien sieht man bei eiweißreichen Diäten weniger Hunger, eine Erholung des Sättigungszentrums, einen größeren Gewichtsverlust, mehr Fettabbau, einen besseren Erhalt der Muskelmasse und weniger Jo-Jo-Effekt. Eiweiß ist der Baustoff von Neurotransmittern für mehr Konzentration, Stressresistenz und bessere Stimmung. Je höherwertig ein Eiweiß ist, desto besser der Muskelerhalt und die Stabilisierung der Stimmung, Leistungsfähigkeit und Stressresistenz.

Eiweißquelle und biologische Wertigkeit

Eiweißquelle	Wertigkeit	Beschreibung
Sojaeiweiß	74	Wichtige Eiweißquelle für Veganer. Aber unterlegen in der Wertigkeit im Vergleich zu der pflanzlichen Eiweißkombination Reis plus Erbsenprotein, das 95 erreicht. (Siehe auch Spezialkapitel für Veganer, Seite 99) Vorsicht: Billiges Sojaeiweiß ist meist genetisch verändert. Zum Abnehmen, Muskelerhalt oder Muskelaufbau ist Sojaeiweiß durch die niedrige biologische Wertigkeit als alleinige Eiweißquelle nicht geeignet. Die Kombination mit Milch- und Molkeeiweiß kann die fehlenden Aminosäuren aus Soja zu einer hohen Wertigkeit ergänzen.
Milcheiweiß	77	Milcheiweiß wird relativ langsam verdaut, was einen guten Sättigungseffekt auf Diäten hat. Bei Milcheiweiß-Isolaten wird der Milchzucker durch Filter entfernt.
Reisprotein	84	Wenn die Kohlehydrate enzymatisch abgespalten werden, ein interessantes pflanzliches Protein.
Kombination Erbsen- mit Reisprotein	95	Hochwertiges veganes Eiweiß. Die beiden Eiweißquellen ergänzen sich zu einer hohen biologischen Wertigkeit.
Eier	**100**	Ganze Eier sind der Maßstab mit 100.
Molke-Isolat	140	Der Schnellsprinter: Für Sport ideal, weil es schneller in die Blutbahn und dadurch an die Muskeln kommt. Enthält viele BCCAs, das sind Aminosäuren, die speziell die Muskeln erhalten. Bei Diäten als einzige Eiweißquelle weniger geeignet, da es weniger sättigend wirkt als das langsamere Milcheiweiß. Molke-Isolate: wird kalt durch Filter gepresst. Dadurch erhöht sich der Anteil an essentiellen Aminosäuren und der Zucker-/Fettanteil sinkt. Hat einen hohen Tryptophan-Gehalt für gute Stimmung. Molkekonzentrat: ist die billige Variante. Enthält noch den ganzen Milchzucker und kann so Blähungen verursachen.
Proteingemisch Soja-Isolat / Milch-Isolat / Molke-Isolat	130	Beste Wahl für die Stoffwechselkur: Kann eine Wertigkeit von bis 130 erreichen. Guter Muskelerhalt. Durch die Mischung mit Milcheiweiß langer Sättigungseffekt. Isolate enthalten kaum Zucker, daher auch bei Laktoseintoleranz einsetzbar. Isolate erkennt man an der extrem feinen, fast staubartigen, fettfreien Konsistenz. Isolate sind etwas teurer, da in den Filtern viel Gewicht (Fett und Zucker) hängen bleibt, das man sonst mitverkauft hätte. Durch die hohe biologische Wertigkeit braucht der Körper weniger Eiweiß im Vergleich zu einem minderwertigen Eiweiß.

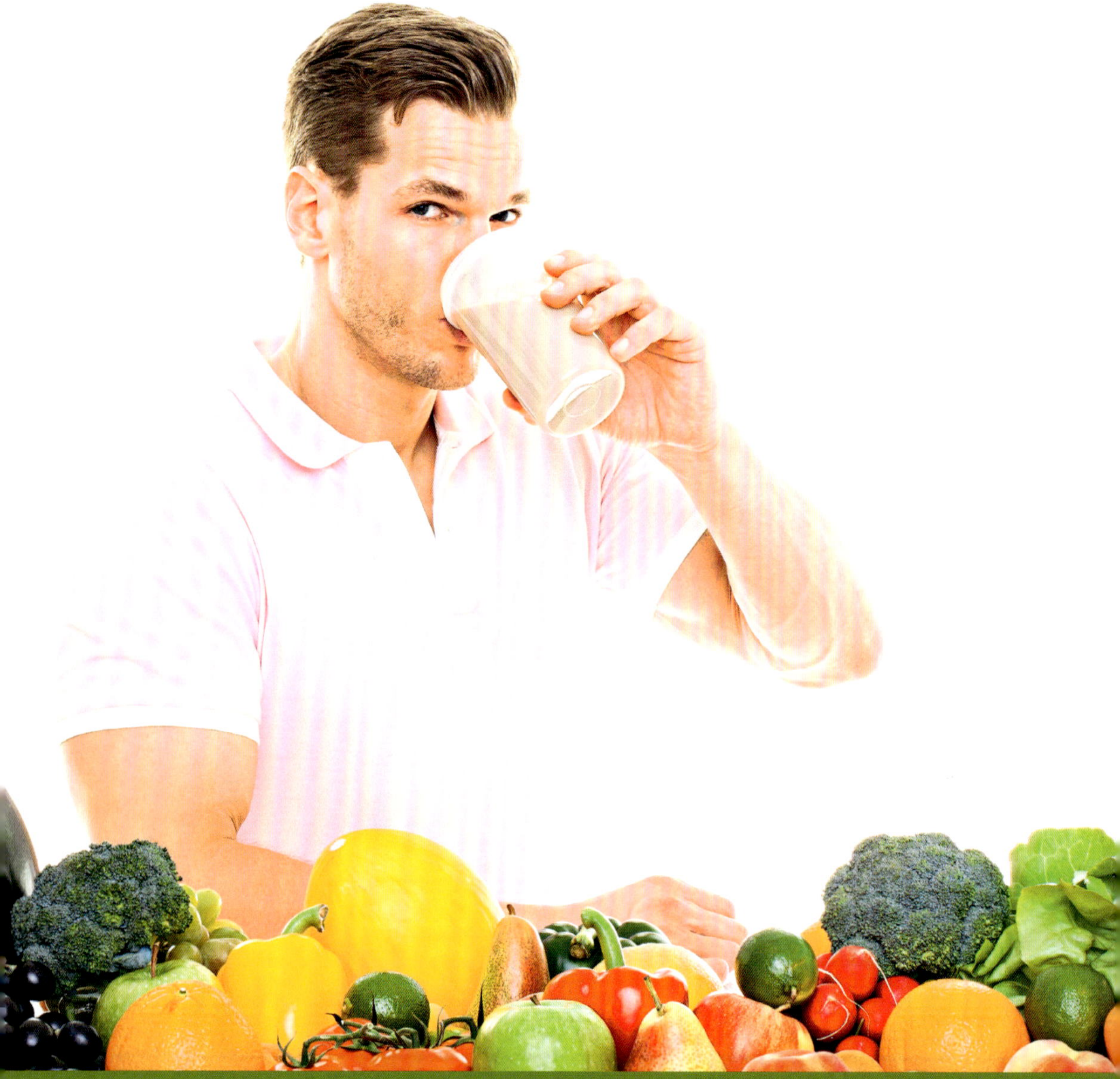

PFEILER 4

Vital, leistungsfähig und stressresistent mit Vitalstoffen.

Diese seltsame Energie ...

Viele Teilnehmer berichten überrascht, dass sie sich auf der Stoffwechselkur so fit, leistungsfähig und gut gelaunt gefühlt haben wie seit Langem nicht mehr. Sie haben abends wieder Energie auszugehen und fühlen sich rundherum wohl. Viele werden von Freunden auf diese neue Energie angesprochen. Und werden gefragt, was denn mit ihnen los ist: Sie kämen so energiereich daher.

Mich erstaunt das weniger. Denn viele dieser Teilnehmer nehmen zum ersten Mal größere Mengen Vitamine, Mineralien, Spurenelemente und Pflanzenstoffe zu sich. Nicht nur ein bisschen, um ein paar fehlende Kalorien auszugleichen. Die Stoffwechselkur – und daher kommt auch der Name – füllt Ihre Vitalstoffdepots auf und saniert Ihren Stoffwechsel. Andere Diäten vermindern dagegen immer Ihre Lebensqualität und Leistungsfähigkeit.

Würden Sie Heizöl in einen Ferrari tanken?

Nehmen wir folgenden Vergleich (aus meinem Buch „Risikofaktor Vitaminmangel"): Würden Sie Heizöl in einen Ferrari tanken? Das würde niemand tun. Und ... sollten Sie es doch tun, würden Sie damit auf der Straße ein Spitzentempo erwarten? Sicher nicht. Warum machen es so viele dann beim eigenen Körper? „Schweröl" reinstopfen statt Hochleistungsfutter. Die Moppeldepots kommen ja meist nicht durch eine super Ernährung, sondern durch dauerhaft zu viele schnelle Kohlehydrate. Durch leere Kalorien ohne Vitalstoffe. Wie absurd ist es dabei, dann nach jahrelangem nährstoffarmem Mehl- und Zuckertanken zu erwarten, dass man noch Spitzenleistung bringt, sich gut fühlt und Energie hat. Junkfood in, Junkenergie raus.

Ja, die meisten fühlen sich okay. Sie kennen ja nur ihr derzeitiges Körpergefühl. Wenige ahnen und noch weniger wissen, wie viel besser man sich fühlen könnte, wenn man den Körper richtig betankt. Ich kann in diesem Buch nur ansatzweise andeuten, was Sie alles mit Mikronährstoffen (Vitamine, Mineralien, Spurenelemente und Pflanzenstoffe) für die eigene Leistungsfähigkeit erreichen können.

Ihre biochemische Fabrik

Stellen Sie sich Ihren Körper wie eine riesige biochemische Fabrik vor. Jeder einzelne Produktionsschritt im Stoffwechsel Ihrer 70 Billionen Zellen wird durch Mikronährstoffe überhaupt erst ermöglicht. Der gesamte Energie- und Nervenstoffwechsel hängt davon ab. Um die Neurotransmitter – die Glücksbotenstoffe – aufzubauen, brauchen Sie Eiweiß und B-Vitamine als flinke Helfer. Für Ihr Nervenkostüm die ganze Reihe der B-Vitamine und Magnesium, um leistungsfähig zu sein. Mangelernährung macht Sie unzufrieden und schlapp. Machen Sie mit niedrigen Vitalstoffspiegeln zusätzlich eine Mangeldiät über mehrere Wochen, dann fühlen Sie sich rapide schlechter.

Im Vergleich zur Steinzeiternährung nehmen wir heute 10 Mal so viel Zucker und verarbeitete Kohlehydrate zu uns, und doppelt so viel Fett. In Zucker sind keine Mikronährstoffe, im Fett nur wenige enthalten. Kalorien brauchen Mikronährstoffe, um überhaupt verarbeitet zu werden. Und leere Kalorien verbrauchen ebenfalls Mikronährstoffe, ohne selbst welche „einzubringen“. Ein Teufelskreis.

So bekommen wir heutzutage nur ein Drittel der Vitamine (!!) und nur die Hälfte der Mineralien (!!) im Vergleich zur Steinzeit. Unser Genmaterial ist aber an eine hohe Steinzeitzufuhr angepasst. Genau hier liegt der Unterschied zwischen einer MINIMAL-Zufuhr, die jeder Bundesbürger als absolutes Minimum erreichen sollte, und einer OPTIMAL-Zufuhr, mit der Sie effektive Spitzenleistung erreichen können.

Wie oft essen Sie Obst & Gemüse?

5 Mal am Tag? Ich meine jetzt nicht am Wochenende, wo sich alle besser ernähren. Sondern unter der Woche. Im Alltagsstress. Oder liegen Sie eher bei 2–3 Mal am Tag? Dann können Sie sich Ihre mangelhaften Vitaminblutwerte vorstellen. In Studien misst man regelmäßig zu niedrige Magnesium-, Kalzium-, Zink-, Vitamin D-, Folsäure-, Vitamin-B6-Blutwerte bei Übergewichtigen im Vergleich zur normalgewichtigen Bevölkerung.

Aber nicht alle Leser dieses Buchs ernähren sich schlecht. Viele achten auf gute Ernährung. Und sitzen trotzdem auf einem hohen konstanten Gewicht und wollen von dort runter. Andere wollen einfach nur Bodyshaping betreiben. Ein paar Problemzonen loswerden. Und auch hier die Frage: Bei wie viel Portionen Obst liegen Sie? Bei 2–3 Portionen? Oder noch weniger?

Realität: Vitaminmangel in Deutschland

Schaut man sich in der größten deutschen Ernährungsstudie die Versorgung der deutschen Bevölkerung an, sieht man, dass 90 % der Frauen zwischen 35-50 Jahren zu wenig Vitamin D bekommen, 50 % zu wenig Vitamin E, 87 % zu wenig Folsäure, 30 % zu wenig Vitamin B1, 25 % zu wenig Vitamin B2, 30 % zu wenig Vitamin C, 48 % zu wenig Kalzium, 21 % zu wenig Magnesium, 54 % zu wenig Jod, 18 % zu wenig Zink und so weiter.[21] Übrigens: Die nationale Verzehrstudie ist die größte bisher vorliegende Studie zum Ernährungszustand der Deutschen. Sie stammt vom Bundesministerium für Ernährung. Ich verstehe daher nicht, warum Journalisten nicht die Zahlen, Daten, Fakten lesen und immer wieder in Artikeln behaupten, wir hätten keinen Vitaminmangel.

Wir sind alle gut versorgt

So liest man es häufig: *„Wenn sie fünf Portionen Obst und Gemüse essen, dann haben Sie keinen Vitaminmangel und sind ausreichend versorgt.“* Was heißt bitte „ausreichend versorgt“? Ausreichend und sehr gut sind ein gewaltiger Unterschied. Und der Verbraucher liest darin meist nur zwei Wörter: „keinen Vitaminmangel“. Die Wörter WENN, FÜNF PORTIONEN, OBST UND GEMÜSE, werden überlesen. Kritische, selbstreflektierende Fragen an sich selbst werden ausgeblendet. Fakt ist: Die Realität liegt bei 2–3 Portionen Obst & Gemüse pro Tag bei den Besseressern. Bei 1 Portion bei den anderen. Verstehen Sie nun, warum die Teilnehmer auf der Stoffwechselkur von einem derartigen Vitalitätsgewinn berichten?

Stabile Stimmung beim Abnehmen

„Ach dieses ganze Gequatsche über Steinzeit und Vitamine. Ich bin einfach nur hier, um abzunehmen!!“ Genau. Sie wollen aber ohne Tiefs und Stimmungsschwankungen abnehmen. Denn Sie wissen, diäterfahren wie Sie sind: Bei übler Laune stopft man viel zu schnell etwas in sich rein. Stimmungstiefs zermartern jede Willenskraft.

„Ist das denn bewiesen mit Vitaminen und Stimmungsverbesserung?“ Genau diese Frage interessierte auch die Wissenschaftler. Denn nur so kann man eindeutig zeigen, was sich mit der zusätzlichen Einnahme von Vitaminen ändert, oder ob sich die

Vitaminfans das nur einbilden. Wichtig bei der Untersuchung des Zusammenhangs ist daher: Weder Teilnehmer noch Arzt dürfen wissen, welche der Teilnehmer auf Vitaminen sind und welche nicht. Das nennt man doppelblind und placebokontrolliert. Wenn man dann noch die Teilnehmer in den jeweiligen Gruppen auslost (randomisiert), kann man sicher sein, dass keinerlei Vorwegannahmen das Ergebnis bewusst gesteuert beeinflussen.

Was man in diesen Studien in den Vitamin-Gruppen feststellte, ist Folgendes: Die Teilnehmer hatten weniger Stressempfinden, weniger deprimierte Stimmung, weniger Erschöpfung, bessere Konzentration, mehr Leistung und mehr Energie.

Verstehen Sie nun, warum Vitamine so wichtig sind für Ihre Psyche beim Abnehmen?

Die Studien: Stress, Stimmung und Vitamine

60 Männer und Frauen 3 Monate	Doppelblind, randomisierte, placebo-kontrollierte Studie mit höher dosiertem Multivitaminpräparat. Die Vitamingruppe zeigt deutliche Verbesserungen in der Bewertung von Stress, deprimierter Stimmung und Erschöpfung.[22]
80 Männer	Doppelblind, randomisierte, placebo-kontrollierte Studie mit einem Multivitaminpräparat/Multimineral. Die Vitamingruppe bewertet den Stress deutlich niedriger, hat mehr Energie und weniger Angst.[23]
215 Männer, 30-55 Jahre	Doppelblind, randomisierte, placebo-kontrollierte Studie mit einem Multivitaminpräparat/Multimineral: Die Vitamingruppe bewertete Stress deutlich niedriger, die Stimmung besser, die Gesundheit besser. Außerdem wurde in der Vitamingruppe geringere Erschöpfung nach geistigen Leistungs-/Konzentrationstests festgestellt.[24]

„Hm … Das bilden die Leute sich doch nur ein. Mir geht's auch so gut." Sehr gut. Mit dieser Einstellung haben Sie die besten Voraussetzungen für einen Selbst-Test. Wenn Sie auf der Stoffwechselkur sowieso Vitalstoffe zu sich nehmen, um den Mangel zu vermeiden, und wenn Sie sich dann wider Erwarten doch besser fühlen, kann es auf jeden Fall nicht eingebildet sein. Es wäre definitiv kein Placebo-Effekt.

Vitamin D und Stimmung

Übergewichtige Menschen mit viel Fettgewebe haben besonders niedrige Vitamin-D-Blutspiegel.[25,26,27] Niedriges Vitamin D führt zu Stimmungsschwankungen. Es lohnt also, mehr darüber zu wissen.

Jeder von uns Nordeuropäern nimmt jedes Jahr an dem „Experiment" Vitamin D und Stimmung teil: Im Sommer bei viel Sonne haben wir eine blendende Stimmung. Durch die Sonne wird viel Vitamin D in der Haut produziert. Die Blutspiegel sind hoch. Ab Oktober ist die Sonne in unseren Breitengraden zu schwach für die Vitamin-D-Produktion. Dann fallen die Vitamin-D-Blutwerte, die Stimmung sackt in den Keller.

Warum gerade Übergewichtige so extrem niedrige Vitamin-D-Blutwerte haben, liegt wohl zum Teil daran, dass das fettlösliche Vitamin D übermäßig im Fettgewebe blockiert wird.[28] Als Folge des Vitamin-D-Mangels sieht man vermehrt Depressionen bei starkem Übergewicht.[29] Man muss aber nicht erst Depressionen entwickeln, oder? Gute Laune und das stabil, das möchte doch jeder haben.

Vitamin D hat verschiedenste Andockstellen im Gehirn und reguliert die Produktion der Glücksbotenstoffe Noradrenalin und Dopamin.[30] Um das Thema gute Stimmung hier direkt noch abzurunden, zeige ich Ihnen auch die Studien zu Vitamin B9 (Folsäure). Bedenken Sie: 89 % bekommen zu wenig Folsäure. Die B-Vitamine brauchen wir aber unbedingt für den Aufbau der Neurotransmitter, die unser Stressempfinden, unsere Konzentration, Aktivierung und unsere Stimmung kontrollieren.

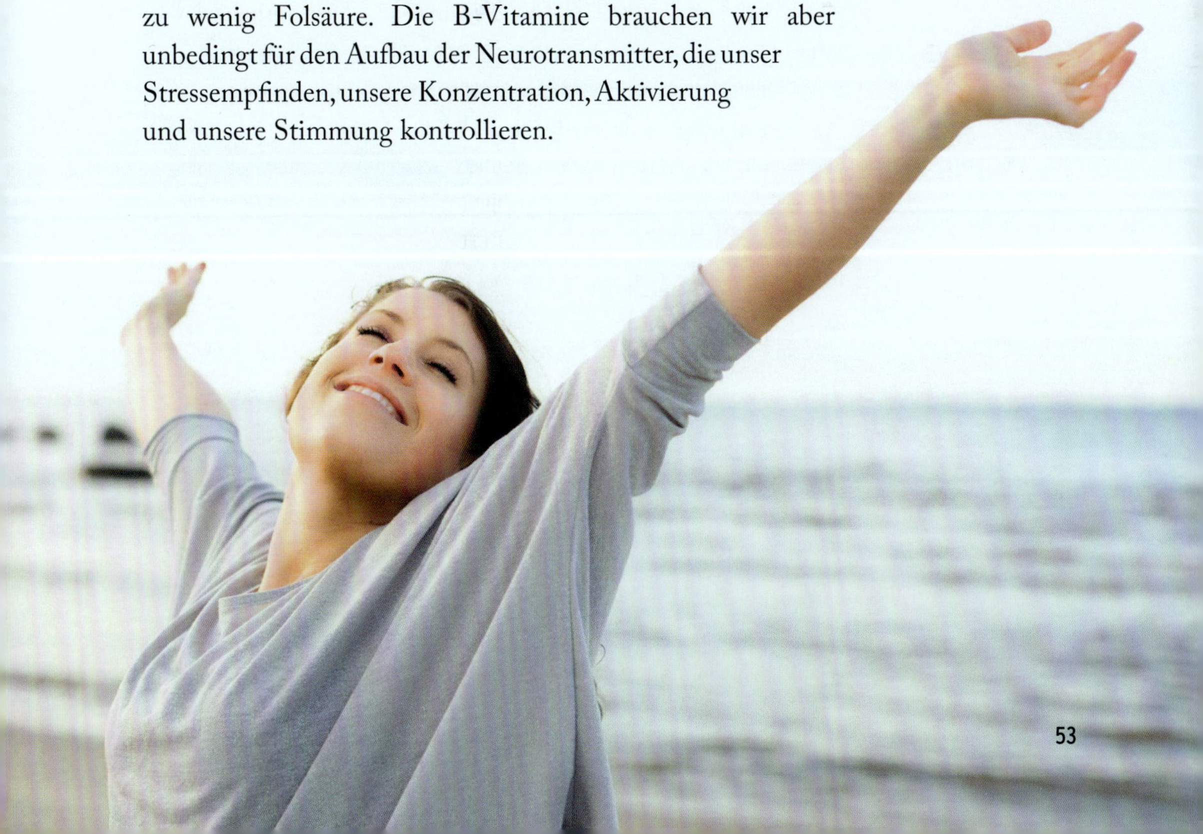

Die Studien: Psyche, Stimmung und Vitamine

Studienteilnehmer	Ergebnis
31.424 Männer und Frauen	Depressive haben niedrigere Vitamin-D-Blutwerte.
Analyse von 13 Studien	⬆ 30 % höheres Risiko für Depressionen bei niedrigen Vitamin-D-Blutwerten im Vergleich mit hohen Blutwerten. Bei älteren Patienten 50 % höheres Risiko für Depressionen.[31]
Analyse von 15 Studien	Ergebnis aus 15 randomisierten, placebo-kontrollierten Studien: Zusätzliches Vitamin D verbessert Depressionen um 22 %. Die Wissenschaftler haben diesen Wirkgröße auch eingeordnet und stellen fest: **„Diese Wirkung ist vergleichbar mit dem Einsatz von Psychopharmaka."** [32] Sie dürfen diesen Satz noch einmal lesen!
Überblicksanalyse über 11 Studien mit 15.315 Männern und Frauen	⬆ 55 % höheres Risiko für Depressionen mit niedrigen Folsäureblutwerten [33]
Überblicksanalyse von 6 Studien	Doppelblind, placebo-kontrollierte Studien. Multivitamine verbessern die Stressresistenz, Angstzustände, Stimmungsschwankungen und Müdigkeit. [34]

Fazit: Mit oder ohne Stoffwechselkur: Sie sollten entscheiden, ob Sie 2 Euro am Tag für ein Teilchen beim Bäcker oder für einen Kaffee to go vernichten. Oder ob Sie lieber Ihre Stressresistenz und Energie mit Vitalstoffen unterstützen. Es ist eben alles eine Frage der eigenen Wertigkeit. Was Sie sich WERT sind.

Besserer Fettverlust mit Stoffwechselsanierung

„Helfen denn Vitalstoffe auch beim Gewichts- und Fettabbau?" Mit mehr Vitamin D und Kalzium sieht man einen besseren Fettverlust. Das begeistert zurzeit die Wissenschaftler. Vier erfolgreiche placebo-kontrollierte Doppelblind-Studien wurden dazu durchgeführt.[35,36,37,38]

Das Ergebnis: Man sieht vor allem eine wesentlich größere Abnahme des Fetts im Bauchraum. Doppelt so viel dieses schädlichen Bauchfetts wurde in einer

Studie in der Kalzium+Vitamin-D-Gruppe abgenommen.[39] Die Einnahme von zusätzlichem Kalzium+Vitamin D lohnen also definitiv.

Männer speichern besonders viel Fett im Bauchraum ab. Junge Frauen eher am Po. Bei Frauen ab den Wechseljahren verschiebt sich aber auch hier die Fettabspeicherung in Richtung Bauchraum. Gerade dieses **B**auchfett erhöht **B**lutdruck, **B**lutfette und **B**lutzucker. Die **4 Bs** also.

In weiteren Studien mit 322 Teilnehmern über einen Zeitraum von zwei Jahren sieht man bei hohen Vitamin-D-Blutwerten 5,6 kg mehr Gewichtabbau, bei höchster Kalziumzufuhr 5,3 kg mehr Gewichtabbau im Vergleich zur Gruppe mit niedriger Kalzium- und Vitamin-D-Zufuhr.[40]

Auch der Erfolg des Fettabbaus in der Stoffwechselkur liegt demnach mit an den Vitalstoffen.

Mikronährstoffe für Schlankhormone & Schönheit

Hier noch ein paar Beispiele, wie Mikronährstoffe wirken:

- Zink ist am Aufbau des Wachstumshormons beteiligt. Das ist wichtig, um Fett abzuschmelzen. Zink ist außerdem für die Schönheit von Haut, Haaren und Nägeln wichtig. Vor allem Frauen berichten auf der Stoffwechselkur hier von starken Verbesserungen.
- Vitamin C, Zink, Kupfer, Eiweiß und OPC sind am Kollagenaufbau im Bindegewebe und der Haut beteiligt. Das ist wichtig, wenn Fett abschmilzt und die Haut sich wieder anlegen soll.
- Jod und Selen aktivieren das Schilddrüsenhormon, das unabdingbar ist für die Fettverbrennung.
- Chrom und Magnesium verbessern die Insulinresistenz, die bei vielen Übergewichtigen vorliegt.[41] Magnesium vermindert das Diabetesrisiko erheblich.[42]
- Kalzium vermindert die Fettabspeicherung.
- Magnesium und Vitamin C fördern die Fettverbrennung.

So setzen Vitamine, Mineralien und Spurenelemente an vielen kleinen Stellschrauben an, sobald der Stoffwechsel saniert wird.

Hier kommen wir auch zu einer Grundregel für die Ergänzung: Vitalstoffe wirken immer als Netzwerk zusammen. Es macht nur Sinn, sämtliche Vitamin, Mineralien und Spurenelemente einzunehmen.

Stoffwechselsanierung: Mehr Energie mit Magnesium

Sie kennen sicher TV-Diät-Soaps wie „The biggest loser", in denen gerade mal wieder vor einem Millionenpublikum ein stark Übergewichtiger im Fitnessstudio vollkommen erschöpft oder mit Wadenkrämpfen vom Laufband kippt. Ein Millionenpublikum amüsiert sich darüber.

Ich halte Sport bei so starkem Übergewicht für absolut kontraproduktiv. Erstens ist noch zu viel Gewicht auf den Gelenken. Und zweitens lässt sich Ausdauer überhaupt nicht trainieren mit niedrigen Magnesium-Blutspiegeln. Erst ab einem Magnesiumblutspiegel von 0,75 mmol/Liter bekommt man keine Krämpfe mehr. Ab 0,90 mmol/Liter kann man Kondition aufbauen. Die Zellkraftwerke im Körper, die entleert sind, brauchen einfach Magnesium. Es gibt wohl kaum ein Fußballteam, das nicht die Magnesiumspiegel seiner Spieler in den optimalen Bereich bringt.

Im Klartext: Erst müssen die Magnesiumspiegel durch eine Stoffwechselsanierung verbessert werden. Das dauert einige Monate an Magnesiumwiedergutmachung, bis die Blutspiegel ansteigen. Ab dann macht das Laufband viel mehr Spaß.

Übrigens: Niedrige Magnesiumspiegel machen auch im Alltag müde. Ihr Gehirn verbraucht alleine 30 % der Energie. Beim chronischen Müdigkeits-Syndrom misst man zu niedrige Magnesiumwerte in den Zellen.

Langfristige Stoffwechselsanierung über 6 Monate

Kurzfristige Verbesserungen werden Sie schnell spüren. Jetzt erwarten Sie aber bitte nicht, dass Sie nach jahrelanger Schlamperei Ihre Vitalstoffdepots in 4 Wochen wieder aufgefüllt haben. Es dauert 5–6 Monate, um den Stoffwechsel zu sanieren. Bis die Blutwerte zum Beispiel für Vitamin D, Magnesium oder Omega-3 steigen, bis Ihre Mineralstoffdepots in Ihren Knochen mehr einlagern, als sie rausgeben. Sie werden sich Monat für Monat besser fühlen.

Nach und nach werden sich auch Stoffwechselentgleisungen und gesundheitliche Probleme verbessern. Bei einigen Lesern dieses Buches geht es nicht nur um Schönheit und Figur, sondern um massive gesundheitliche Probleme. Viele nehmen schon Medikamente, um die Folgen des hohen Gewichts und der Mangelernährung im Griff zu halten. 70 % der Erkrankungen heutzutage sind ernährungsbedingt. Jeder dritte Euro im Gesundheitssystem wird wegen der Folgen von Übergewicht ausgegeben.

Wir werden durch schlechte Ernährung krank und wollen mit Medikamenten wieder gesund werden. Aber so funktioniert das nicht.

Vitalstoffe für die Regeneration des Körpers

Ihr Körper, Ihre biochemische Fabrik, kann vieles wieder regulieren und selbst reparieren. Innerhalb von 6 Monaten werden 80 % Ihrer Zellen ausgetauscht. Das unterscheidet uns vom Ferrari. Glücklicherweise. Obwohl: Unseren Körper kann man auch nicht nachkaufen, daher sollten wir ihn gut pflegen. Mikronährstoffe regulieren vom Blutdruck bis zum Gehirn sämtliche Stoffwechselprozesse. Sie schützen Ihre Zellen. Sie vermindern das Risiko für Demenz. Sie verzögern das Altern bis in den genetischen Bereich hinein. Sie bestimmen, welcher Teil Ihre Gene überhaupt abgelesen werden kann und bestimmen so mit über Ihre Gesundheit bzw. Krankheit.[43]

Die Regenerierung und Selbstreparatur des Körpers funktioniert nur, wenn Ihre Biomaschine alle notwendigen Vitalstoffe bekommt. Und, wenn Sie diesen täglich und über längere Zeit gut versorgen.

Ein spannendes Thema

Es gäbe hier noch so viel zu sagen. Zu wissen. Das würde den Rahmen dieses Buches sprengen. Vielleicht konnte ich Sie für dieses Thema begeistern. Wenn Sie mehr über Vitamine und Mineralien wissen möchten, dann lesen Sie meine Bücher hierzu. Das sind nur einige der Themen:

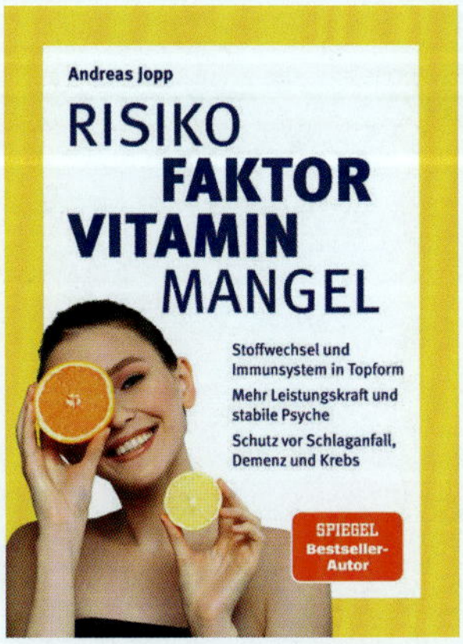

Risikofaktor Vitaminmangel

- Ohne Infekt durch den Winter. Fittes Immunsystem mit Vitaminen.
- Starker Zellschutz gegen Krebs mit Antioxidantien.
- So beeinflussen Vitamine den Erhalt und das Ablesen Ihrer Gensoftware.
- Das Risiko für Herzkreislauferkrankungen senken mit Vitamin B und Vitamin D.
- Wie Vitamin B und D das Demenzrisiko vermindern.

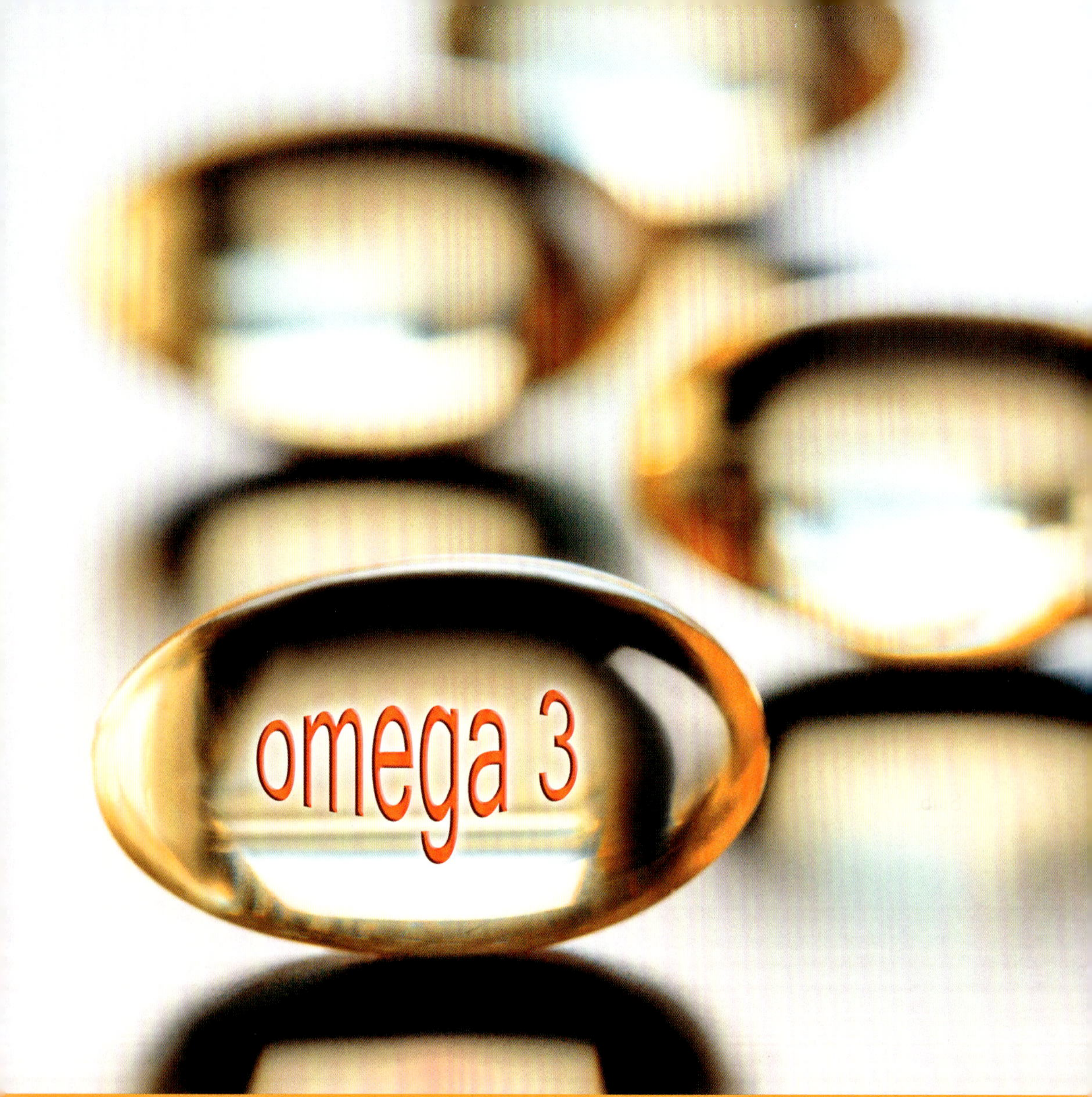

PFEILER 5

Stabile Stimmung mit Omega-3.

Fröhliche Dicke

„Lieber bin ich dick und fröhlich als schlank und schlecht gelaunt." Das höre ich immer wieder. Lebensfroh, dem Genuss zugewandt und fröhlich – so stellen wir uns am liebsten jemanden vor, der „ein paar Pfunde zu viel drauf hat". Aber fühlen sich Übergewichtige mit all dem „Genuss" tatsächlich so „fröhlich"?

Im Kapitel zu Kohlehydraten habe ich Ihnen gezeigt, dass Zucker zu Stimmungstiefs und Stimmungsschwankungen führt. Im Vitaminkapitel lesen Sie, dass Übergewicht und niedrige Vitamin-D- und Vitamin-B-Blutwerte zusammenhängen. Beides hat Folgen für das Nervenkostüm, für die Produktion von Glücksbotenstoffen und den gesamten Stoffwechsel. Sind Menschen mit Übergewicht also wirklich so guter Stimmung? Oder könnten sie vielleicht viel besser gelaunt sein? Das wollte ich genau wissen. 15 Studien mit 58.700 Übergewichtigen (BMI bis 29) und sehr übergewichtigen Teilnehmern (BMI ab 30) zeigen ein realistischeres Bild[44]: Depressionen trifft man bei starkem Übergewicht um 55 % häufiger an. Je höher das Gewicht geht, desto häufiger treten Stimmungsschwankungen und Depressionen auf. Das liegt zum einem am Selbstwertgefühl und an einer abnehmenden Lebensqualität. Es liegt aber auch an der Unterversorgung und der damit unzureichenden Biochemie des Stoffwechsels. Am Vitalstoffmangel für die Glücksbotenstoffe. Sie fühlen sich nur so gut, wie Ihr Stoffwechsel funktioniert.

Essen um sich zu trösten...

„Stoffwechselkur – ich weiß nicht, ich brauche Genuss im Leben." Wie oft essen Sie, um sich zu trösten? Emotionales Essen. Frustessen. Führt zu weiterer Gewichtszunahme. Ich kenne viele Geschichten, wo Schicksalsschläge zu 10 kg oder 20 kg mehr Frustspeck geführt haben. Zeiten, in denen man sich selbst vernachlässigt hat. Wo man in eine Spirale des Dauertröstens gerät. Meine Frage: Wie wäre es, wenn Sie diesen scheinbaren „Oralen Genuss-Teufelskreis" einmal durchbrechen? Wie wäre es, wenn

- unser Stoffwechsel saniert wird mit Eiweiß, B-Vitaminen, besseren Vitamin D- und Omega-3-Blutspiegeln. Für alle diese Stoffe gibt es überzeugende Studien, die erhebliche Stimmungsverbesserungen zeigen.
- unsere D2-Rezeptoren im Gehirn wieder sensibel werden für die körpereigenen Glücksbotenstoffe, indem wir Ihnen Zucker entziehen.

- wir beweglicher, leichter und attraktiver werden mit einem besseren Selbstwertgefühl.
- einige, die die Folgen des hohen Gewichts schon spüren, Medikamente wie Blutdruck- und Blutfettsenker vermindern könnten, und Schmerzmittel für die Gelenke nicht mehr bräuchten.

Es lohnt, sich darüber einmal klar zu werden, ob man vom Frust-Genuss loskommen will. Sich verändert. Raus aus dem gewohnten Jammertal. Wieder etwas für sich selbst tut. Den Stoffwechsel saniert. Gewicht verliert. Weniger abhängig wird vom Dauertrösten mit Essen. Weg vom Zufuttern der Probleme hin zum „Ich bin es mir wert“ und: Ich schaffe das!! In diesem Kapitel schauen wir den Beitrag von Omega-3 für Stimmung und Psyche an.

Omega-3, Hunger und Sättigung

„Ich will ohne Hunger und ohne schlechte Laune abnehmen.“ Das trifft sich gut. Omega-3 verändert langfristig das Hunger- und Sättigungsgefühl. In einer Studie mit 234 Teilnehmern hatte die Gruppe, die 8 Wochen zusätzliches Omega-3 bekam, weniger Hunger und eine stärkere Sättigung verglichen mit der Gruppe ohne Omega-3.[45] Omega-3 wirkt auf das Sättigungszentrum, das auf der Stoffwechselkur zusätzlich von der Ernährungsseite noch beeinflusst wird durch weniger Kohlehydrate, mehr Eiweiß und mehr Ballaststoffe. Sie sehen, viele kleine Räder greifen in Synergie ineinander auf der Stoffwechselkur. Das ist wichtig und ein echter Erfolgsfaktor, denn Hunger und schlechte Stimmung sind die Hauptgründe, dass eine Diät abgebrochen wird.

Omega-3 und gute Stimmung

Gut gelaunt abnehmen: Omega-3-Fette haben einen großen Einfluss auf unsere Psyche. Je niedriger die Omega-3-Blutspiegel (Omega-3-Index) sind, desto mehr Stimmungsschwankungen sieht man.

- Übergewichtige haben häufig einen niedrigeren Omega-3-Index im Vergleich zu Normalgewichtigen.[46]
- Depressionen und ein niedriger Omega-3-Index hängen eng zusammen. Das zeigen 14 Studien: Depressive haben im Durchschnitt nur einen Omega-3-Index von 4.[47]

- Die Durchschnittsbevölkerung liegt bei einem Omega-3-Index von 5. Bedenken Sie, wenn Sie an Durchschnitt denken: Circa 8–10 % der Deutschen haben häufigere depressive Perioden.
- Die Fisch-essenden Japaner haben einen Index zwischen 9-12. Hier sieht man nur ein Zehntel der Depressionen und ein Zwanzigstel der Herzinfarkte, verglichen mit Deutschland.

Den Omega-3 Mangel beheben

„Was ist denn eine ausreichende Omega-3-Zufuhr?“ WENN Sie 2 Mal pro Woche fetten Seefisch essen, dann sind Sie ausreichend versorgt? Wenn! Zweimal! Fetten Fisch! Ausreichend! Sie merken schon: Klingt gut, ist aber unrealistisch. Genau deswegen liegen die Deutschen weit unter der empfohlenen Omega-3-Zufuhr. „Ausreichend“ ist übrigens eine Minimalzufuhr. Nicht gleichzusetzen mit einer optimalen Zufuhr. Dies wird häufig verwechselt.

Der Ölwechsel für bessere Stimmung

„Und was bringt es mir, die Omega-3-Werte zu verbessern?“ Eine Gesamtanalyse von 19 Studien (doppelblind, placebo-kontrolliert, randomisiert) zeigt erhebliche Verbesserungen bei Depressionen und bei depressiven Verstimmungen mit Omega-3.[48] Omega-3 wird beim Aufbau der Neurotransmitter (Glücksbotenstoffe) benötigt und macht die Andockstellen für diese verfügbarer und besser durchlässig.

Mehr gute Stimmung können wir alle brauchen, und eine gute Omega-3-Versorgung ist daran beteiligt. Wegen der stimmungsaufhellenden Wirkung ist Omega-3 plus zusätzliches Vitamin D Teil der Stoffwechselkur, weil Stimmungsschwankungen der häufigste Grund für das Abbrechen von Diäten sind.

So verbessern Sie den Aufbau von Glücksbotenstoffen

„Ich konnte nach der Kur meine Antidepressiva absetzen. In Abstimmung mit dem Arzt konnte ich die Dosis dann in kleinen Schritten vermindern. Jetzt bin ich ganz davon weg. Ich habe mich einfach so gut gefühlt. So ein Ärger im Nachhinein, denn erst durch die Antidepressiva habe ich überhaupt so stark zugenommen.“ Solche Fälle habe ich oft gehabt. Natürlich müssen Sie das eng mit Ihrem Arzt abstimmen!! Viele

Antidepressiva hemmen den Abbau des Glücksbotenstoffs Serotonin. Sie können natürlich auch von der anderen Seite kommen und den Aufbau verbessern. Mit Eiweiß, B-Vitaminen, verbesserten Vitamin-D- und Omega-3-Blutspiegeln.

Omega-3-Blutwerte testen und verbessern

„Wie schnell steigen denn die Blutwerte an?" Sie brauchen circa 5 Monate mit einem gut bioverfügbaren Omega-3, um den Omega-3-Index auf einen Wert von 8 anzuheben. Das wäre der optimale Ölwechsel für Ihre Zellen.

Mein Tipp: Omega-3 sollten Sie auf jeden Fall einige Monate über die Stoffwechselkur hinaus einnehmen. Wer es genau wissen will, der lässt seinen Omega-3-Index testen. Es gibt nur ein Labor in Deutschland, dass dies so zuverlässig macht, dass sogar international über 100 Studienzentren die Werte dort analysieren lassen. Es genießt weltweites Ansehen. Die wenigsten Ärzte sind mit dem Omega-3-Test vertraut. Viele testen fälschlicherweise in der freien Blutbahn. Das spiegelt aber nur Ihre letzte Mahlzeit wieder. Es muss in den roten Blutkörperchen gemessen werden. Alles andere hat keine Aussagekraft. Geben Sie in Google die Stichworte „Omegametrix Merkblatt für den Arzt" ein und nehmen Sie dies ausgedruckt mit zu Ihrem Arzt. Mehr Info: www.omegametrix.de

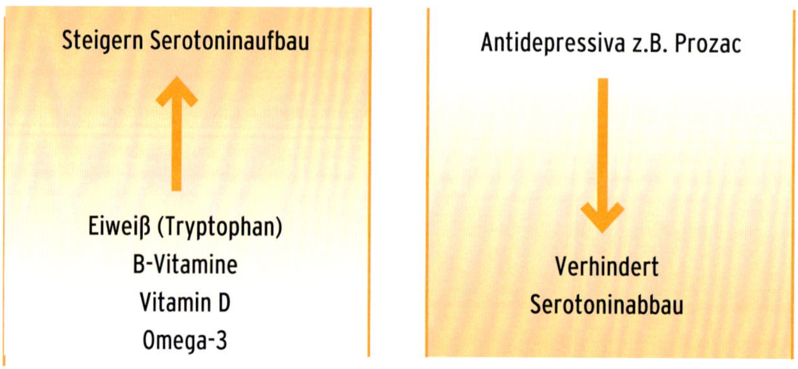

Omega-3 kann mehr

Viele haben hohe Blutfettwerte, hohe Blutdruckwerte und ein vielfach erhöhtes Risiko für Herzkreislauferkrankungen. Wenn Sie mehr darüber wissen möchten, was ein Ölwechsel mit guten Fetten für Sie tun kann, empfehle ich Ihnen das Buch „ON/OFF-Gesundheit". Es stand wochenlang auf den Bestsellerlisten.

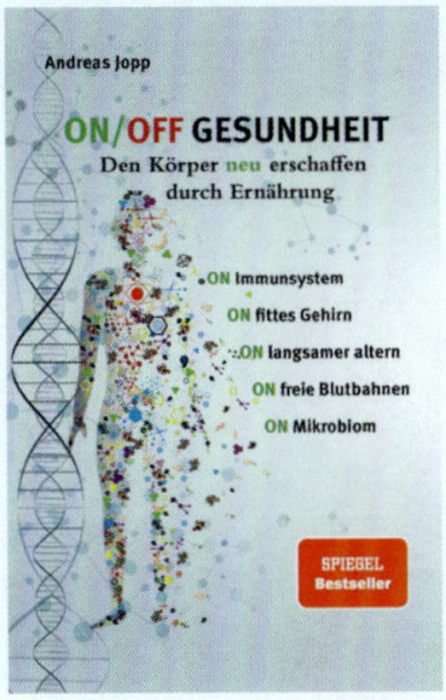

- **Wie gute Fette Herz, Gehirn und Gewebehormone fit machen.**
- **Wie Omega-3 bei Depressionen, Stress und ADHS wirkt.**
- **Wie Omega-3 das Risiko für Demenz senkt.**
- **Smart Fette fürs Gehirn – bessere Konzentration und Gedächtnis.**
- **Gute Fette gegen hohe Blutfette.**
- **Antientzündliche Gewebehormone – Rheuma, Gelenke und Gefäße profitieren.**

Die Qual der Wahl – warum keine Billig-Produkte

„Wie unterscheiden sich denn Omega-3-Produkte?“ Bei der Qualität gibt es ganz erhebliche Unterschiede.

Schutz vor Oxidation durch Vakuum Destillation

Omega-3 oxidiert leicht. Dann riecht Fischöl schnell ranzig und stößt fischig auf. Wenn Sie eine solche unerfreuliche Erfahrung mit Fischölkapseln hatten, lag es an verdorbenen Produkten. Eine neuseeländische Untersuchung zeigte 2015, dass nur 3 von 32 getesteten Produkten unter den international empfohlenen Oxidationswerten lagen.[118] Das bedeutet: Sie nehmen ranziges, verdorbenes Fischöl ein. Eine schonende Verarbeitung unter Vakuum senkt die Oxidationswerte für ein intaktes, gesundes Produkt. Die meisten Billigprodukte haben hohe Oxidationswerte durch eine nicht-schonende Verarbeitung.

Natürliches Vitamin E

Omega-3 Kapseln sollten natürliches Vitamin E (d-alpha-tocopherol) als Oxidationsschutz enthalten. Natürliches Vitamin E ist der beste Schutz, damit Fette nicht oxidieren. Billige Omega-3-Kapseln enthalten häufig kein, zu wenig oder künstliches Vitamin E.

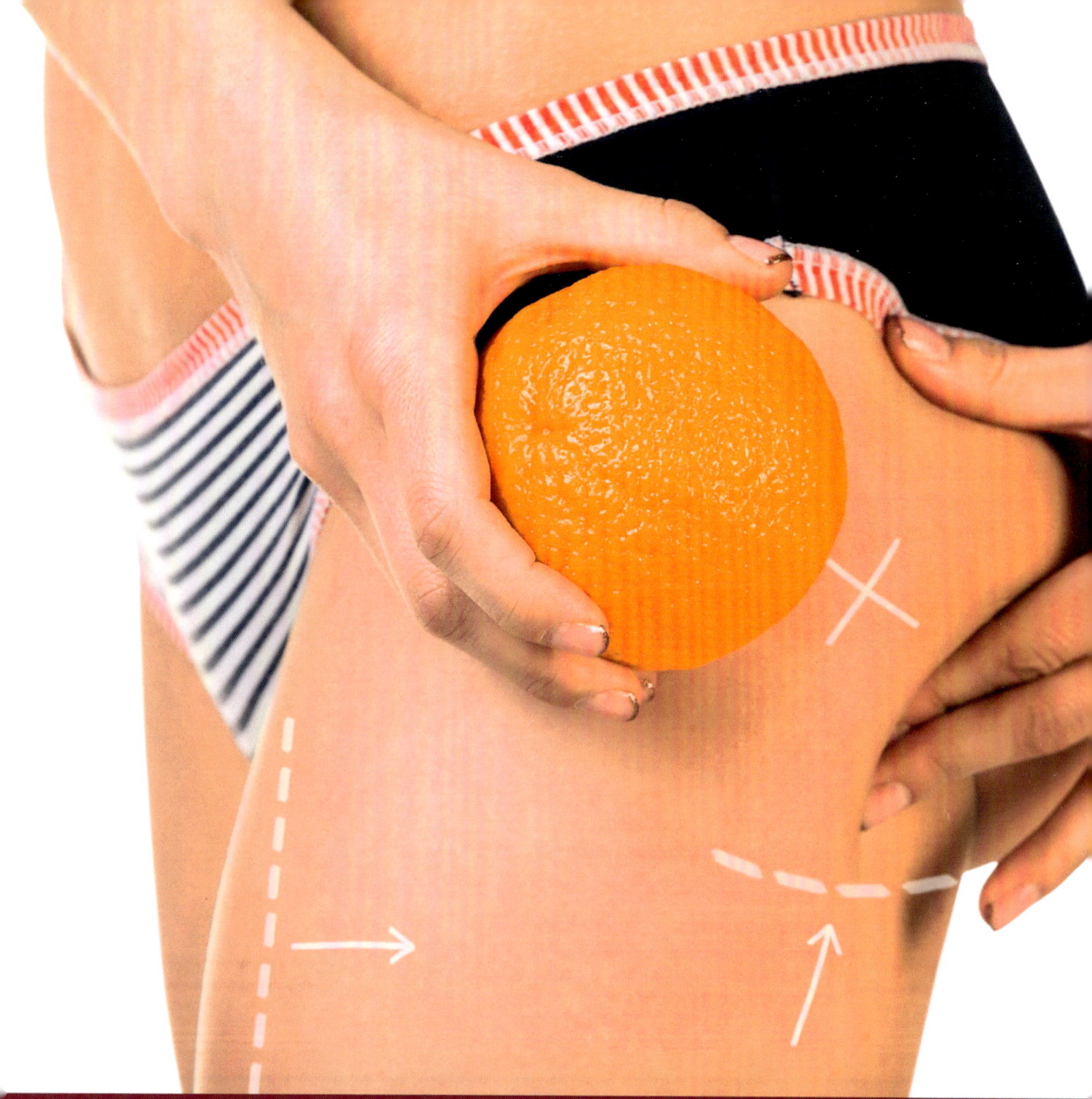

PFEILER 6

Fett weg – Haut schlaff. Das muss nicht sein.
Der Einsatz von OPC.

„Ich mache mir Sorgen, dass ich Hautfalten bekomme, wenn ich 10 bis 20 kg abnehme." „Ich möchte im Gesicht nicht älter aussehen mit mehr Falten, weil ich weniger Fett habe." „Ich habe ein schwaches Bindegewebe und möchte keine Dellen bekommen durch das Abnehmen."

Alle drei Probleme haben mit dem Kollagen- und Elastinaufbau zu tun, die Haut und Bindegewebe Festigkeit, Spannkraft und Elastizität verleihen. Dadurch sieht die Haut glatt und faltenfrei aus.

Die erste Sorge betrifft Menschen, die sehr viel Gewicht abbauen möchten. Hier ist der Wunsch groß, dass sich die Haut wieder anlegt und strafft. Denn niemand möchte gern Schwangerschaftsstreifen oder Hautfalten entstehen sehen. Und viel zu oft sieht man auf Mangeldiäten genau das. Optisch unschöne Ergebnisse: Fett weg, Haut schlaff.

Der zweite Wunsch betrifft das Gesicht. Mit einem drallen Gesicht hat man auch wenige Falten. Nach dem Abnehmen, wenn die Pausbacken dann weg sind, können die Linien zwischen Nase und Lippen oder um die unteren Augen deutlicher heraustreten. Der dritte Wunsch betrifft das Bindegewebe an Oberschenkeln und Gesäß, vor allem bei Frauen.

Nährstoffe für die Haut

Kollagen und Elastin sind die wichtigsten Stützproteine des menschlichen Körpers. Um Kollagen und das flexible Elastin aufzubauen, brauchen Sie verschiedene Nährstoffe: Vitamin C ist das Schlüsselvitamin, damit Eiweißbausteine überhaupt zusammenschweißt werden können (Hydroxilierung). Vitamin C und die Eiweißzufuhr sind also die absolut entscheidenden Faktoren für die Produktion, Regeneration und die Festigkeit des Bindegewebes. Außerdem werden als Zusatzstoffe die Spurenelemente Kupfer und Zink benötigt. Diese sorgen für die Vernetzung von Kollagen mit dem gummiartigen Elastin. Klingt kompliziert? Dann mal anders:

Stellen Sie sich eine klassische Mangel-Diät vor. Sie gehen 500–600 Kalorien runter. Machen das eventuell über Monate, weil diese Form von angeblich gesunden Diäten so langsam geht. Damit handeln Sie sich über Monate auch weniger essentielle Mikronährstoffe über die Ernährung ein, weniger Vitamin C, weniger Zink und meist auch weniger Eiweiß. Das noch vorhandene Eiweiß wird dann vom Körper vordringlich für das Immunsystem und die wichtigsten Zellen eingesetzt.

Haut und Bindegewebe werden nicht optimal mit neuem Kollagen und Elastin aufgebaut. Das Resultat dieser Mangelsituation: Der Körper kann gar nicht anders, als die Produktion von Kollagen und Elastin herunterzufahren. Das sieht man auch: Fältchen im Gesicht und weniger Spannkraft der Haut. Weniger Elastin wird äußerlich durch Falten wahrgenommen. Außerdem sieht man, dass die Haut sich selbst bei geringem Gewichtsverlust nicht wieder gut anlegt und strafft. Dazu kommt trockene Haut, denn Kollagen kann bis zum 15-Fachen seiner Masse an Wasser aufnehmen. Das bedeutet: Mit einer guten Kollagenproduktion erreicht man eine bessere Feuchtigkeit der Haut. Von innen.

Erfahrung der Stoffwechselkur

Auf der Stoffwechselkur berichten die Teilnehmer dagegen oft über eine Verbesserung der Haut. Bilder zeigen, wie sich in Zonen mit größerem Fettverlust die Haut wieder angelegt hat. Die gute Versorgung mit Mikronährstoffen & Eiweiß – und zusätzlich mit OPC – tragen dazu maßgeblich bei. OPC ist einer der wenigen Stoffe, der sich direkt an die Kollagenfasern bindet, diese verstärkt und elastischer macht.

OPC und Haut

OPC ist ein Pflanzenstoff, der unter anderem aus roten Trauben gewonnen wird. Schon lange wissen wir, dass dieses Molekül die Blutgefäße elastisch hält und festigt. Blutgefäße sind ebenfalls aus Kollagen und Elastin gebaut. Je elastischer diese sind, desto besser können sie Druck aushalten. OPC führt bei den rotweintrinkenden Franzosen zu einer erheblich geringeren Häufigkeit an Herzkreislauferkrankungen. Obwohl in Frankreich fettreich (viel Käse) gegessen wird und es daher eigentlich eine wesentlich höhere Häufigkeit geben müsste. Man nennt dies „das französische Paradox". OPC sorgt für eine verbesserte Kollagenproduktion. Die Gefäße werden dadurch stabiler, undurchlässiger, und gleichzeitig elastischer. OPC bezeichnet man deshalb auch als Vitamin P. P für Permeabilität – mit anderen Worten: geringere Durchlässigkeit.

Ein eindrucksvolles Beispiel: Besenreiser an den Beinen. Besenreiser sind im Grunde nichts anderes als zu durchlässige, instabile Gefäße. Jetzt stellen Sie sich einmal Ihr gesamtes Gefäßsystem vor, wenn schon die kleinsten Gefäße in einem solch jämmerlichen Zustand sind. Hochdosiertes OPC lässt Besenreiser häufig schon nach 5–6 Monaten verschwinden. Machen Sie bitte zu Beginn der Stoffwechselkur auch ein Foto von diesen Besenreisern, falls Sie solche haben. Was natürlich klar ist: Nicht nur Ihre Gefäße profitieren von dem verbesserten Kollagen- und Elastinaufbau, sondern vor allem auch Ihre Haut und das Bindegewebe.

Wie erreicht OPC nun das Kollagen als Zielzelle?

„Woher weiß man denn, dass OPC tatsächlich an die Kollagenfasern kommt?“ Gute Frage! Denn es gibt eine Vielzahl nutzloser pflanzlicher Nahrungsergänzungsmittel auf dem Markt, die noch nicht einmal die Darmwand passieren. Die Fragestellung für mich als Medizinjournalist ist daher immer: Wird ein Wirkstoff aufgenommen und kommt er in die Zielzelle?

Genau dazu habe ich Spannendes gefunden, ob das bei OPC funktioniert: Man hat in einer Studie Trauben auf einem leicht radioaktiven Boden wachsen lassen. Dadurch ließen sich die radioaktiv markierten Moleküle später im Organismus verfolgen. So konnte gezeigt werden, wie gut dieses Isotopen-markierte OPC tatsächlich im Körper aufgenommen wird und in welchen Geweben es vermehrt wiedergefunden wird. Die Studie stellte fest, dass OPC hoch bioverfügbar ist und zu 100 % in die Blutbahn aufgenommen wird. Es verteilt sich auf den ganzen Körper und lagert sich dann vor allem an die Kollagen- und Elastinfasern an. Und wirkt hier auf zwei verschiedene Arten:

- Es stimuliert den Aufbau von Kollagen.
- Es schützt die Kollagen- und Elastinfasern vor Schäden durch freie Radikale.

Die Haut hat besondere Bindungsstellen für Polyphenole. Das ist eine große Gruppe von Pflanzenstoffen, zu denen auch das OPC-Molekül gehört.[49] Diese Bindungsstellen wurden erst vor kurzer Zeit entdeckt.

In einer von den eingesetzten Messverfahren her sehr aufwändigen Studie aus dem Jahr 2012 (doppelblind, placebo-kontrolliert) konnte gezeigt werden, wie sich durch OPC die Elastizität der Haut verbessert, der Feuchtigkeitsgrad steigt und Falten sich sichtbar glätten. Alles dies sind Effekte eines vermehrten Kollagen- und Elastinaufbaus.

Schönheit von innen

OPC hat noch einen Riesenvorteil: Stellen Sie sich Elastin wie Gummi vor, der mit der Zeit verschleißt und spröde wird. Besonders schnell wird Elastin spröde durch UV-Schäden (Sonne). Die Kollagenproduktion wird auch gedrosselt durch das Einatmen der 4.800 Schadstoffe und freien Radikalen von Zigaretten.[50] OPC ist ein starkes Antioxidans, das direkt im Kollagengewebe freie Radikale abfängt, Hautschäden und Entzündungsreaktionen vermindert und so die Hautalterung bremst. OPC wirkt 20 Mal stärker als Vitamin C und 50 Mal stärker als Vitamin E.

Kollagen aus teuren Cremes auf die Haut aufzutragen bringt allerdings relativ wenig. Das erreicht gerade einmal die oberste Hautschicht, die dann etwas Feuchtigkeit speichert. Der Kollagenaufbau kann nur von innen – also über den Stoffwechsel – verbessert werden. Schönheit von innen ist für die Haut wesentlich interessanter als teure Kosmetika.

Kurzfristige Verbesserungen der Haut

„Meine Haut hat sich so geglättet und verbessert.“ Immer wieder berichten Teilnehmer der Stoffwechselkur, wie sehr sich ihre Haut im Gesicht verbessert hat. Das sieht man relativ schnell. Hierfür wird seit Jahren auch außerhalb der Stoffwechselkur OPC erfolgreich eingesetzt. Die Wissenschaftler sind begeistert von diesem Stoff und eine ganze Flut von Studien wurde dazu publiziert. Ich sehe diese Hautverbesserungen selbst ganz häufig in der Beratung zur Stoffwechselkur. Eigentlich würde ich erwarten, dass man mir als Erstes vom Gewichtsverlust erzählt. Stattdessen höre ich besonders von Frauen als Erstes begeisterte Berichte über ihre Haut.

Es ist eben wieder einmal die Synergie der einzelnen Maßnahmen: Omega-3 und OPC wirken antientzündlich, die Ballaststoffe entgiften und entlasten die Haut als Entgiftungsorgan, der Stoffwechsel wird mit Mikronährstoffen saniert und der Einsatz von OPC, Zink, Vitamin C und Eiweiß erhält die Kollagen- und Elastinproduktion.

Tipp: **Machen Sie am Anfang der Kur ein Foto Ihres Gesichts, um danach eventuelle Verbesserungen beurteilen zu können.**

Langfristige Verbesserungen von Haut und Bindegewebe

Sehr viele Fotos und Berichte von Teilnehmern der Stoffwechselkur dokumentieren das Straffen der Haut, auch bei größerem Gewichtsverlust, und die Verbesserung des Bindegewebes an Beinen und Po. Für diese Ergebnisse wurde auch noch 5–6 Monate nach der Stoffwechselkur weiterhin die Kollagen- und Elastinproduktion mit den wichtigen Bau- und Hilfsstoffen unterstützt: OPC, Vitamin C, Zink, Kupfer und Eiweiß.

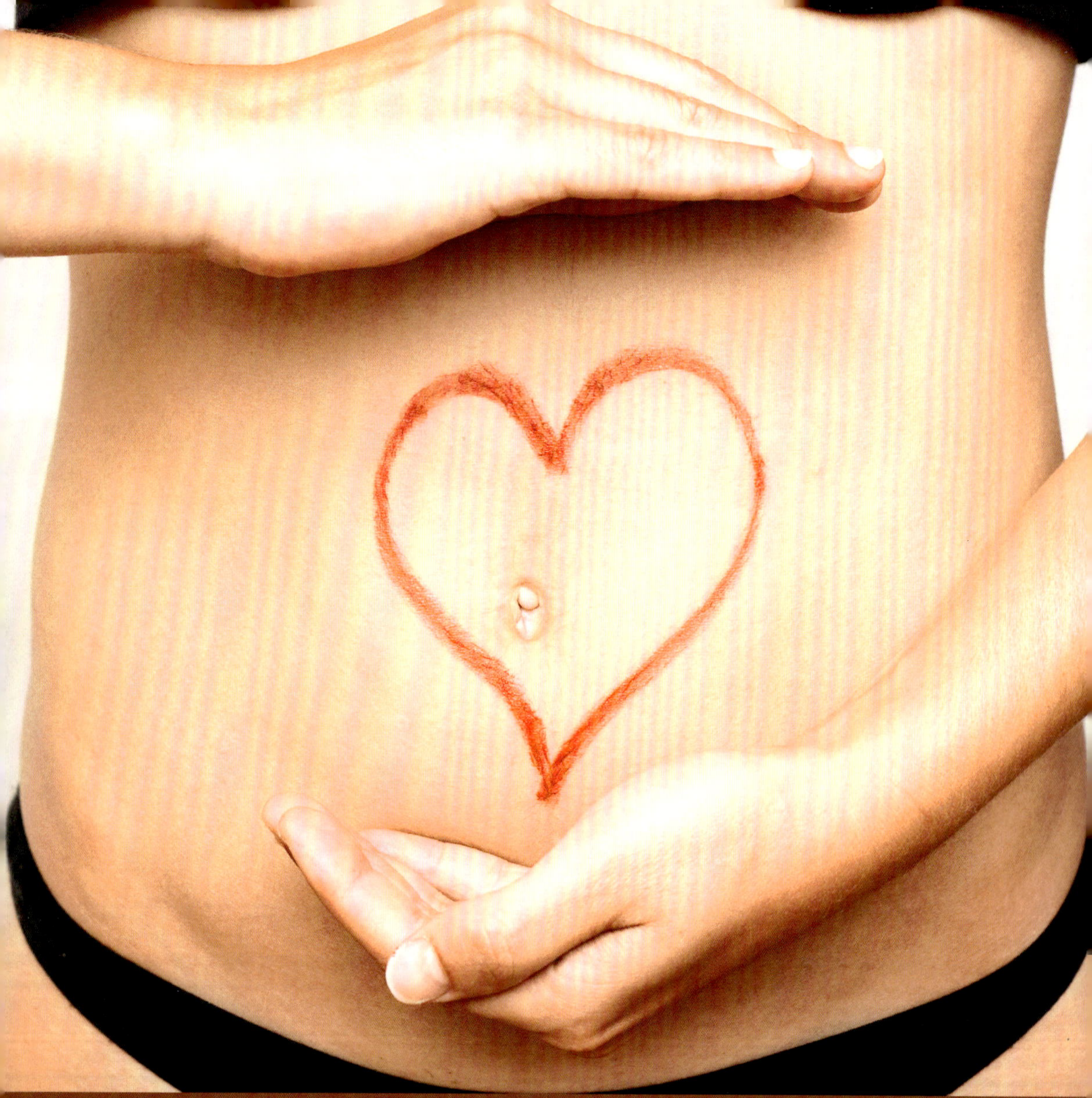

PFEILER 7

Mehr abnehmen, entgiften,
den Darm sanieren mit Ballaststoffen.

Satt und weniger Fettabspeicherung

Dauerhaft schlank bleiben? Das geht. Ballaststoffe gehören zu den meistunterschätzten Nahrungsstoffen in der modernen Ernährung. Leider bekommt der Durchschnitts-Deutsche nur die Hälfte der empfohlenen Zufuhr von täglich 30 Gramm. Im Vergleich zum Steinzeitmenschen ist das sogar nur ein Viertel. Wofür ist nun dieser oft nicht besonders schmackhafte Faserbrei in unserem Körper nutze?

Erst mal haben Ballaststoffe Volumen und quellen zusätzlich im Magen auf. Das macht satt. Dann wird die ganze Faserpampe in den Darm gedrückt. Dort verlangsamt er die Aufnahme von Energie. So kommt diese langsamer in die Blutbahn. Was gut ist, denn: Dadurch wird weniger vom Wegpackhormon Insulin ausgeschüttet. „Na und?", sagen Sie. Das ist gut, denn dann muss weniger Energie in Ihre Fettzellen gepackt werden. Kleinste Portionen von zu schneller, überflüssiger Energie landen dort, eigentlich immer nur zur Zwischenlagerung gedacht. Bei vielen aber inzwischen als Dauerlager. Ständige Fettabspeicherung ist die Folge der ballaststofffreien, schnellen Weißbrotenergie oder des Apfelsafts ohne die Ballaststoffe des Apfels. Ballaststoffe senken das Risiko für Übergewicht (4 Studien, 115.000 Teilnehmer).[51] Durch den langsameren Anstieg des Blutzuckers sinkt nebenbei noch das Diabetesrisiko um 26 % (5 Studien, 239.000 Teilnehmer).[52] Wir Menschen sind eben seit Millionen Jahren an den Ballaststoff-Faserbrei angepasst. Zusätzlich zu den gebackenen Kohlehydraten noch 35 kg ballaststofffreier Zucker pro Jahr, das gab es nicht in der Evolution.

Mehr Gewichtsverlust mit Ballaststoffen

„Helfen mir zusätzliche Ballaststoffe denn auch beim Abnehmen?" Ja. Sie sind schneller satt, nehmen mehr ab und halten das Gewicht besser. Das hat man in Studien mit zusätzlichen Ballaststoffen nachgewiesen.

200 Übergewichtige, doppelblind, placebo-kontrollierte Studie[53]	16 Wochen auf einer Diät. Der Gewichtsverlust der Gruppe mit Ballaststoffpräparat war um 3,9 kg höher.
176 Übergewichtige, placebo-kontrollierte Studie[54]	5 Wochen auf einer Diät. Die Gruppe mit Ballaststoffpräparat nahm im Schnitt 2 kg mehr ab.
55 Übergewichtige, doppelblind, placebo-kontrollierte Studie[55]	Hier wollte man den Langzeit-Effekt bei 55 leicht Übergewichtigen nach einer Diät testen, wenn 6 Monate zusätzliche Ballaststoffe zugeführt werden. Die Ballaststoffgruppe hatte 2,2 kg weniger Gewicht als die Placebo-Gruppe.

Weniger Fettabspeicherung nach der Stoffwechselkur

Mein Tipp 1: Frühstück

Während der Stoffwechselkur wird ein Shake mit essentiellen Nährstoffen & Ballaststoffen zusammen mit Eiweiß eingesetzt. Circa 13 Gramm zusätzliche Ballaststoffe sollte so ein Stoffwechselkur-Shake idealerweise haben. Dies würde ich unbedingt auch nach der Kur beibehalten, um das Frühstück auszutauschen. Falls Sie trotzdem gerne frühstücken möchten, verlangsamt ein solcher Shake aus der Kur das Kohlehydrat-Tempo und versorgt Sie weiter mit wichtigen Vitalstoffen. Der Vorteil: langsame Energie. Weniger Fettabspeicherung. Lange satt. Stetiger Energiefluss. Gute Versorgung.

Mein Tipp 2: Andere Mahlzeiten

Erinnern Sie an das Mäuse-Experiment von Seite 25? Bei absolut gleicher Kalorienzufuhr wurden die Kartoffel-Brot Mäuse dick. Die Vollkornmäuse blieben schlank. Wenn Sie Ihre Portion Nudeln nach der Stoffwechselkur verputzen und danach reine Ballaststoffe trinken, verlangsamt sich auch hier die Energieaufnahme. Lösliche und unlösliche Ballaststoffe gibt es in separaten Ballastoffshakes zu kaufen, die sonst auch gern für Darmsanierungen zum Einsatz kommen. Hierbei empfiehlt sich eine Mischung aus Flohsamen, Flohsamenschalen, Guarkernmehl und Leinsaatpulver. Sollte man immer im Haus haben und nach der Stoffwechselkur häufiger zur Mahlzeit trinken. Durchschnittlich verzehren die Deutschen nur 18 g Ballaststoffe. 30 Gramm ist der minimale Ballaststoffbedarf. Bei Diabetikern sollten es sogar 40-50 Gramm sein, um das schnelle Anfluten der Kohlehydrate zu vermindern.

Müllabfuhr mit Faserpampe

Nun wird die ganze Faserpampe aus dem Magen weitergedrückt, durch den Darm. Alle Giftstoffe, die von „innen" in den Darm ausgeschieden werden, können nur mithilfe von Ballaststoffen mitgenommen werden. Der Darm ist für den Körper „außen". Der Darm ist ein Zufuhr- und Müllabfuhr-Kanal. Dazwischen wirken 70 % Ihres Immunsystems, das diese Fäkalanstalt halbwegs im Griff hält, und Tausende von Bakterien, die mithelfen. Dazu später mehr.

Was wird von der Ballaststoffmüllabfuhr mitgenommen? Zum Beispiel überflüssiges Cholesterin. Schon 10 Gramm täglich mehr Ballaststoffe senken das

Cholesterin um 10 %. (Mehr zum Senken der Blutfette Seite 107) Der Vorteil von Ballaststoffen: Das Risiko für koronare Herzkrankheiten fällt um 29 % (7 Studien, 158.000 Teilnehmer), das Risiko für Schlaganfälle um 26 % (4 Studien 134.000 Teilnehmer).[56] Übergewichtige haben ja leider oft hohe Blutfette und ein stark erhöhtes Risiko für Herzkreislauferkrankungen.

Darm sanieren und entgiften

Wischmopp zum Entgiften und gegen Säureangriffe

Auf dem Weg vom Darm nach draußen putzen die löslichen und unlöslichen Pflanzenstoffe gleich noch alle möglichen Giftstoffe mit weg, die der Körper in den Darm einleitet. Effiziente Müllabfuhr. Echtes Detox. Darmsanierung zum Entgiften. Heilpraktiker wissen, warum sie eine Darmsanierung so häufig an den Anfang einer Behandlung stellen. Einmal im Jahr den Darm zusätzlich zu sanieren lohnt sich.

Mit vielen Ballaststoffen sinkt das Risiko für Darmkrebs um 30 % (Analyse von 25 Studien). Darmkrebs ist immerhin der dritthäufigste Krebs, und bei starkem Übergewicht ist das Risiko zusätzlich erhöht.[57]

Haben Sie öfters Sodbrennen?

Die breiige Ballaststoffpampe sorgt außerdem dafür, dass Säuren gebunden werden. Mit Magensäureblockern wie Protonenpumpenhemmern (Omeprazol, Pantoprazol) macht die Pharmaindustrie gut 1 Mrd. Euro Umsatz in Deutschland. Schlimm, denn diese Säureblocker machen abhängig und verhindern die Aufnahme verschiedener Vitamine. Setzt man die Magensäureblocker ab, ist die Säureproduktion schlimmer als vorher. Deswegen wollen Patienten sie immer weiter nehmen. Ein ebenso brutales wie geniales Geschäftsmodell. Das ginge auch wesentlich einfacher: Ballaststoffe vermindern effektiv saures Aufstoßen, Sodbrennen und Reizmagen.

Zu viel Magensäure verursacht nicht nur Sodbrennen, sondern kann auch langfristig zu Magenkrebs und Speiseröhrenkrebs führen. Deswegen verschreibt man die Magensäureblocker. Schon 10 Gramm zusätzliche Ballaststoffe senken das Risiko für Magenkrebs um 42 %. (Analyse von 21 Studien mit über einer halben Million Teilnehmer)[58] und das Risiko für Speiseröhrenkrebs um 34 % (Analyse von 8 Studien).[59]

Warum putzen Sie sich die Zähne? Genau, um diese länger zu erhalten. Denken Sie einmal über Ihr Gebiss hinaus! Ballaststoffe sind echte Prävention gegen Säureangriffe im Magen und zum Ausputzen des Darms.

Mein Tipp: **10–15 Gramm zusätzliche lösliche Ballaststoffe einfach als Ballaststoffgetränk.**

Detox im Darm hilft der Haut

Im ICE kam ich ins Gespräch mit einer Professorin der Uni Bochum, die dort Hautprodukte testet. Auf die Frage, was man denn am besten für die Haut tun könnte, antwortete sie: *„Ganz ehrlich? Darmsanierung. Das entlastet die Haut als Entgiftungsorgan."* Immer wieder berichten vor allem Frauen über ihre Hautverbesserungen auf der Stoffwechselkur. Die Haut profitiert vom Entgiften mit Ballaststoffen und von den Vitalstoffen (Zink, Eiweiß, Vitamin C, OPC). Schönheit von innen eben. Bitte machen Sie am Tag 1 der Kur auch ein Foto vom Gesicht, damit Sie dies mit einem Nachher-Foto vergleichen können.

Wie geht kacken?

Diese Frage wird gestellt im Bestseller „Darm mit Charme". Man kann sich dem Charme der jungen Autorin nicht entziehen, wenn sie über dieses Thema in Talkshows spricht. Peinlich berührte und gleichzeitig befreite Talkshow-Gäste parlieren zum ersten Mal über dieses freudige Grundbedürfnis. Notwendig und freudig zugleich, weil viele „es" nicht mehr gut können. Die Lösung der Pharmaindustrie: Abführmittel mit einem Umsatz von 245 Millionen Euro alleine in Deutschland. Dabei geht es viel einfacher: mit Ballaststoffen. Schnell. Sauber. Problemlos.

Ich trinke täglich einen 13-Gramm-Ballaststoffshake, den ich auch in der Stoffwechselkur schon eingesetzt habe. Der enthält zusätzlich alle essentiellen Vitamine & Mineralien. Auch wenn Ballaststoffe zu Beginn etwas gewöhnungsbedürftig schmecken, will ich nicht mehr darauf verzichten. Für die Müllabfuhr. Die Darmsanierung. Als Detox. Wir brauchen alle Ballaststoffe. Seit Millionen von Jahren.

Weniger Jo-Jo-Effekt mit den richtigen Darmbakterien

Erst seit Kurzem weiß man, dass Übergewichtige eine andere Darmflora haben als Normal-Gewichtige.[60] Es liegt an der Ernährung. Andere Bakterien sind im Darm vorhanden, wenn Sie mehr Fett/Zucker/Kohlehydrate und weniger Ballaststoffe/Eiweiß essen.

Unterschiedliche Darmflora-Bakterien scheinen die Ursache für den Jo-Jo-Effekt zu sein. Dazu gibt es ein spannendes Experiment: Schlanken Mäusen wurde die Darmflora von dicken Mäusen eingepflanzt. Schon nach kurzer Zeit legten diese Jojo-artig an Gewicht zu. Das Gleiche passiert übrigens, wenn Sie übergewichtige Mäuse abnehmen lassen, dann deren Darmflora nehmen und diese den schlanken Mäusen einpflanzen. Wieder Jo-Jo-Effekt.[61] 21 Wochen dauert es, bis sich die Darmflora so umgebildet hat, dass dies nicht mehr bei einer Darmflora-Transplantation passiert.[62]

Was bedeutet das nun? Wenn Sie abnehmen, verändert sich Ihre Darmflora erst nach und nach.[63] Deswegen ist es so wichtig, den Darm mehrere Monate lang mit probiotischen Bakterien und einer veränderten Ernährung weiter zu unterstützen. Genau das deckt sich mit der Erfahrung vieler Teilnehmer der Stoffwechselkur, die probiotische Bakterien und Ballaststoffe weiterhin zu sich genommen haben. Der Jo-Jo-Effekt blieb aus.

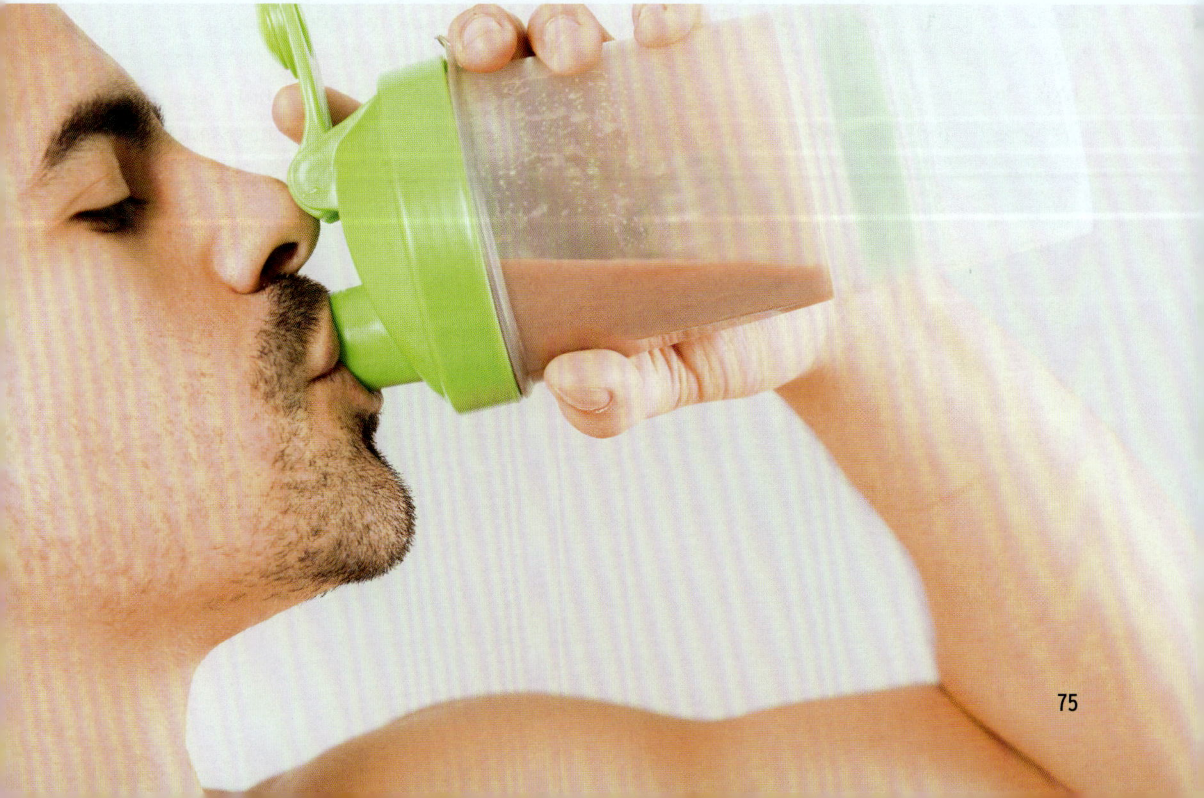

Mehr abnehmen mit Darmbakterien

„Kann man denn auch mehr abnehmen mit probiotischen Bakterien?“ Genau das wollten Wissenschaftler herausfinden, wie es ist, wenn man schon während der Diät die Darmflora bewusst lenkt. Erste Anhaltspunkte gibt eine Meta-Analyse von 25 kontrollierten Studien mit 1931 Teilnehmern, die eine größere Gewichtsabnahme mit probiotischen Bakterien bestätigt.[64]

Ballaststoffshake mit probiotischen Bakterien

In der Stoffwechselkur sollte auf jeden Fall ein Ballaststoffshake verwendet werden, der 30% des täglichen Ballaststoffbedarfs enthält. Das wären mindestens 10 Gramm Ballaststoffe. Außerdem sollten 1 Milliarde probiotischer Bakterien enthalten sein. Zusammen ist dies eine tägliche Darmsanierung.

Ballaststoffe gehören ganz sicher zu den am meist unterschätzten Nahrungsstoffen in der modernen Ernährung. Mit ihnen bleiben Sie satt, schlank, entgiften besser, senken die Blutfette, sanieren den Darm, regulieren den Stuhlgang und bleiben gesund.

Praktische Fragen zu Ballaststoffshakes

„Ballaststoffshakes haben diese kleinen Körnchen, ich habe da gar keine Lust drauf.“ Verabschieden Sie sich von dem Gedanken, dass Ballaststoffe wie Schokolade schmecken. Sie sind gewöhnungsbedürftig, aber notwendig. Man findet immer Ausreden. Dies schmeckt nicht oder jenes auch nicht. Denken Sie mal über den Moment hinaus: Es kommt auf Ihr Ziel an, das Sie erreichen wollen.

„Ich trinke Shakes mit Ballaststoffen nur mit Wasser und kann es nicht mehr sehen.“ Bitte trinken Sie einen Ballaststoffshake nie nur mit Wasser, sonst sind sie es zu schnell leid. Es ist wirklich besser, auf der Kur die Ballaststoffe mit dem Eiweißkonzentrat zu mischen.

„Kann man so Shakes auch lecker zubereiten?" Ja. Es gibt ganz viele Rezepte. Etwas Quark bindet die körnigen Ballaststoffe. Mit Schokoprotein decken Sie die Pflanzenstoffe ab und dann schmeckt es richtig lecker. Andere nehmen Vanilleprotein mit Erdbeeren oder Himbeeren. Nach der Kur können Sie es mit Saft mischen. Jeder muss sein Rezept finden.
„Warum denn als Ballaststoffshake?" Flüssig als Shake ist die tägliche Ergänzung einfach. Sie können natürlich für die gleiche Menge auch 5 Esslöffel geschroteten Leinsamen runterspülen. Das entspricht meist der Menge von zwei kleinen Messlöffeln eines Shakes, der zum Beispiel 13 g Ballaststoffe enthält. Finde ich persönlich nicht angenehmer. Und außerdem, Leinsamen enthält nicht so viele lösliche Ballaststoffe.

„Ich bekomme Blähungen davon." Das ist sehr gut. Es zeigt, wie nötig Ihr Darm saniert werden sollte. Die ungewohnten probiotischen Bakterien können das verursachen. Sie kämpfen im Darm jetzt gegen bakterielle Fehlbesiedlungen an. Oder Ihr Darm ist noch kaum an Ballaststoffe gewöhnt und muss sich erst mal umstellen. Ich sehe Blähungen ganz selten bei Menschen, die sich gut ernähren. Blähungen lassen spätestens nach 2 Wochen nach. Haben Sie etwas Geduld. Dann ist Ihr Darm schon mal teilsaniert.

„Ich habe richtig starke Blähungen." Dann verteilen Sie die Einnahme und fangen Sie mit je einer halben Dosierung des Ballaststoffshakes morgens und abends an. Steigern Sie dann in 3–4 Tagen auf die angegebene Tagesdosierung.

„Ich habe immer Durst nach Shakes, die Ballaststoffe enthalten." Einer der besten Ballaststoffe ist Flohsamen (Psyllium). Dieser kann bis zum 50-fachen des Eigengewichts Wasser binden. So entsteht der Durst. Durch dieses enorme Aufquellen macht ein so kleiner Dosierlöffel auch so satt. Das ist auch der Grund, warum man solche Shakes sofort trinken muss. Sonst dickt er ein.

„Ich hatte jahrelang Blähungen nach dem Essen, jetzt sind sie ganz weg." Ständige Blähungen sind sehr unangenehm im Alltag. Wenn Sie täglich den Darm sanieren, werden Sie Ihre Blähungen dauerhaft los. Auch Nahrungsmittelunverträglichkeiten und Allergien lassen nach. Außerdem verbessern sich entzündliche Darmerkrankungen und Reizdarm.

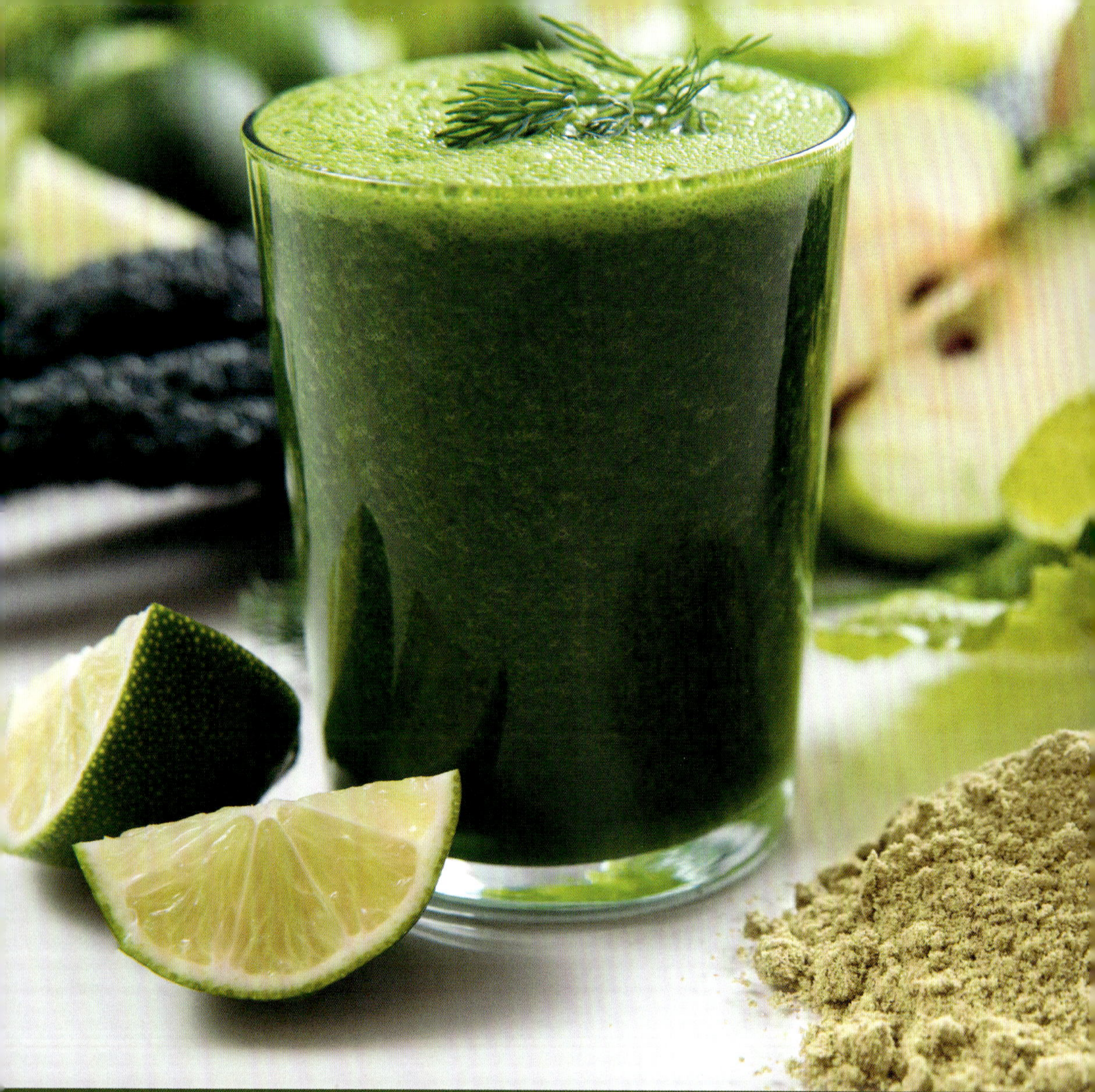

PFEILER 8

Entgiften und entsäuern mit Mineralien.

Beim Abnehmen werden Giftstoffe freigesetzt. Warum das so ist, wie diese entgiftet werden können und warum Übersäuerung eine Abnehmbremse ist, das erfahren Sie in diesem Kapitel.

Fettzellen speichern Schadstoffe! Wussten Sie das?

„Ich habe beim Abnehmen schon öfters mal richtig Migräne bekommen.“ „Bei mir hat sich die Haut erst verschlechtert, bevor sie dann besser wurde.“ Fettzellen speichern fettlösliche Schadstoffe. Zwischen 400 und 800 Toxinen findet man dort angereichert. Beim Abnehmen werden diese nun massiv freigesetzt. Dieses Wissen ist relativ neu und wurde an den Blutwerten von 1.100 Teilnehmern gezeigt.[65,66] *„Wie entgiftet der Körper denn diese Schadstoffe?“* Natürlich über Haut, Niere, Leber und Darm. Und mit Mineralien und Spurenelementen. Diese gehen mit den Schadstoffen oft unlösliche Verbindungen ein, und so können diese dann ausgeschieden werden. Zwei Beispiele:

Cadmium: Akkumuliert sich über Jahre in den Fettzellen. Wir nehmen davon 27–35 µg täglich durch Lebensmittel auf. Raucher haben im Alter von 50 Jahren durch den regemäßigen Zigarettenkonsum doppelt so viel Cadmium abgespeichert. Die gute Nachricht: Zink, Kalzium und Vitamin C binden Cadmium. So kann es aus dem Körper entsorgt werden, wenn die Fettzellen es freisetzen. Gerade bei Ex-Rauchern ist das Entgiften beim Auflösen von Fettzellen während des Abnehmens wichtig. Denn: Raucher inhalieren bis zu 4.800 verschiedene Schadstoffe pro Zigarette.

Quecksilber: Selen bindet es, Zink vermindert den Einbau in die Enzyme, Vitamin C fördert die Entsorgung. Quecksilber löst sich zum Beispiel auch aus Ihren Amalgamplomben. Selen bindet auch an Aluminium (tägliche Aufnahme 50–150 µg) und Blei (tägliche Aufnahme 200–300 µg). Beides wird im Fettgewebe gespeichert.

Ungünstig: Mangel an Mineralstoffen

Bei einem Mangel an Mineralstoffen im Körper werden bestimmte Schwermetalle genau dort eingebaut, wo beispielsweise Zink oder Selen sonst eingebaut werden. Zink alleine ist an 300 Enzymen beteiligt, die den Stoffwechsel steuern. Wenn man hiermit nicht gut versorgt ist, kann das dazu führen, dass Menschen auf einer Diät sich nicht optimal fühlen oder Migräne haben.

Schwefel & Co. zum Entgiften

In kurz: Insgesamt kann man durch Abnehmen den Körper entgiften. Die aus den Fettzellen freigesetzten Schadstoffe können mit Mineralstoffen zum Teil gebunden werden, sie verhindern den Einbau von Schadstoffen in die Enzyme, und Entgiftungsenzyme werden stattdessen vermehrt gebildet.

Auf der Stoffwechselkur werden dazu organischer Schwefel (MSM) und die ganze Breite der Mineralien (Kalzium, Magnesium) und die Spurenelemente (Zink, Mangan, Kupfer, Selen) eingesetzt. Organischer Schwefel wird in Entgiftungskuren schon seit Jahrhunderten eingesetzt. Zusätzlich sollten Sie 2 Liter Wasser täglich trinken und so die Nieren beim Entgiften unterstützen.

Nicht zu verwechseln ist das mit neumodischen sogenannten Detox-Kuren. Ein paar kaliumreiche grüne Smoothies entgiften kaum. Hört sich zwar sexy an, ist bunt, ist auch gesund. Entgiften aber ist ein weitaus komplexeres Konzept.

Neurodermitis und Entgiftung

Die Haut ist in gewissen Umfang auch ein Ausleitungsorgan. Wenn Schadstoffe freigesetzt werden, kann es zum Anfang der Kur vorkommen, dass die Haut unreiner wird oder Neurodermitis sich verschlimmert. „Erstverschlimmerung“ nennen Heilpraktiker dies, wenn der Körper entgiftet. Dann tritt aber oft eine nachhaltige Besserung ein, sodass Ihr Hautbild nach der Kur deutlich besser wird.

Vorübergehende Kopfschmerzen können entweder am Wechsel zur reinen Fettverbrennung in den ersten Tagen liegen oder auch an freigesetzten Schadstoffen. Auch diese können sich nachhaltig verbessern.

Abnehmbremse Übersäuerung

Übersäuerung wirkt wie eine Abnehmblockade. Wenn Sie einmal auf der Stoffwechselkur für mehrere Tage ein Gewichtsplateau erreichen, dann sollten Sie messen, ob Sie übersäuert sind. Übersäuerung ist nichts anderes als ein Mineralienmangel. Und dieser Mangel legt Ihren Stoffwechsel lahm. Es liegt auf der Hand, dass das nicht optimal ist fürs Abnehmen.

Was ist eigentlich Übersäuerung? Basische Mineralien – wie zum Beispiel Magnesium, Kalzium, Schwefel und Kalium – puffern Säuren ab, die im ganz normalen Stoffwechsel sowieso anfallen. Da hochverarbeitete Lebensmittel aber kaum noch Mineralien enthalten, verändert sich die Säuren-Basen-Balance des Körpers. Immer mehr Menschen sind dadurch übersäuert. Das kann man messen.

Wie viel Mineralstoffe bekommen wir noch? 70 % der „Lebens"-Mittel, die heutzutage gekauft werden, sind industriell hochverarbeitet und haben dadurch die meisten Biostoffe verloren. Getreide verliert bei der Produktion von Auszugsmehl 77 % des Kaliums, 85 % des Magnesiums, 60 % des Kalziums. Und es gehen auch die Spurenelemente verloren: 75 % des Selens, 78 % des Zinks und 86 % des Mangans. Wer durch schlechte Ernährung übersäuert ist, dem fehlen deswegen auch immer die Spurenelemente.

Kann man Übersäuerung messen? Mit einem pH-Teststreifen aus der Apotheke, den man mit Urin benetzt, misst man, ob viele Säuren im Körper vorhanden sind. Mit anderen Worten: Ob Mineralienmangel besteht. Morgens und abends ist es normal, im sauren Bereich zu liegen. Tagsüber sollten Sie aber im basischen oder neutralen Bereich liegen.

Warum ist die Übersäuerung so schädlich? Es ist nicht die Übersäuerung, die schädlich ist. Säuren sind wie gesagt nur ein Messwert!! Es ist vielmehr der Mangel an

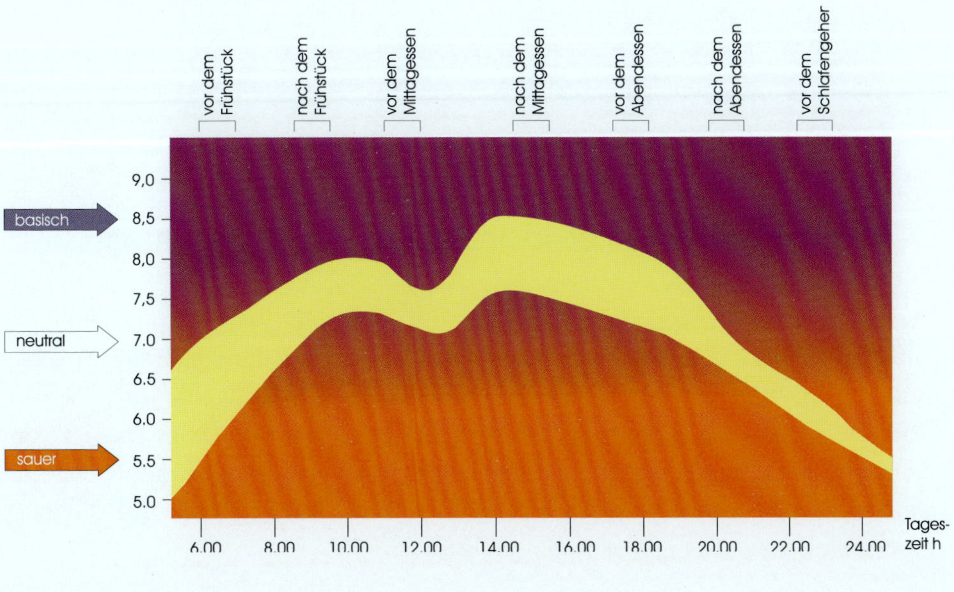

Mineralien & Spurenelementen, der den Stoffwechsel aller Zellen und damit die biochemischen Abläufe verlangsamt. Mit einem langsamen Stoffwechsel nehmen Sie schlecht ab. Mineralstoffe sind die Manager Ihres Stoffwechsels.

Sie fühlen sich nur so gut, wie Ihr Stoffwechsel funktioniert

Jede Ihrer 70 Billionen Körperzellen will mit dem Optimum an Biostoffen betankt werden. Wie fühlt sich ein schlapper Stoffwechsel auf einer Diät an? Sie sind unkonzentriert (Gehirnstoffwechsel), schnell überreizt (Nervenstoffwechsel), häufig übel gelaunt (Neurotransmitter), schneller müde (Energiestoffwechsel). Mit Mineralien halten Sie Ihren Stoffwechsel fit.

Wie entsteht Übersäuerung beim Abnehmen?

Der Hauptfaktor ist die Fettverbrennung, die viele Säuren freisetzt.

Eiweiß ist zwar säurebildend, wird aber durch viel kaliumreiches Gemüse auf der Stoffwechselkur ausgeglichen. Eine eiweißreiche Steinzeit-Ernährung übersäuert nicht wegen der vielen Pflanzenstoffe.

Einige Eiweißprodukte werden mit zusätzlichem Kalium basisch formuliert. Das kann von Vorteil sein. Außerdem sollte der gesamte Tagesbedarf an Kalzium und Magnesium auf der Kur ergänzt werden, um die Übersäuerung aus der Fettverbrennung abzupuffern.

„Bringt das denn was mit den zusätzlichen Mineralien?“ Ja. Auf Seite 55 hatte ich Studien gezeigt, wie zusätzliches Kalzium zu einem höheren Gewichtsverlust führt.

Abnehmplateau überwinden mit einem Suppentag

Wenn Sie durch die starke Fettverbrennung trotzdem übersäuert sind, sollten Sie unbedingt Ihre Gemüseportionen hochfahren. Besonders kaliumreich sind Fenchel, Auberginen, Blumenkohl, Brokkoli, grüne Bohnen, Rosenkohl, rote Paprika, Rotkohl, Tomaten und Wirsing. Manche machen einen Apfeltag. Das ist vom Konzept richtig, wobei man wissen muss, dass Äpfel viel Fruchtzucker haben und wenig Kalium. Fenchel hat 5 Mal so viel Kalium und keinen Zucker. Das Gemüse sollten Sie dünsten, damit das Kalium nicht auslaugt.

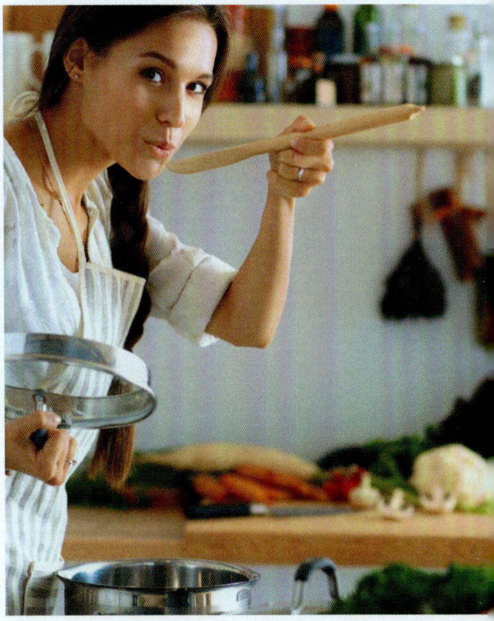

Tipp: Gemüsesuppen sind die perfekte Kaliumquelle. Bitte immer mit Tofu- oder Hühnerbrusteinlage für die Sättigung. Oder kochen Sie ein leckeres Ratatouille mit kaliumreichen Auberginen und Tomaten. Legen Sie einen Suppentag ein. Das hat sich in vielen Abnehmprogrammen zur Entsäuerung bewährt.

Zusammenfassung: Die Stoffwechselkur - mehr als nur abnehmen

Die Stoffwechselkur unterstützt mit Mineralien und Spurenelementen die Entgiftung. Gleichzeitig wird der Stoffwechsel damit saniert. Übersäuerung ist eine Abnehmbremse, die man mit zusätzlichem Kalzium, Magnesium und einer gemüsereichen Stoffwechselernährung vermeidet.

Tipp: Mineralien und Spurenelemente sind enorm wichtig für Ihre Gesundheit. Erfahren Sie mehr. Ein Stoffwechselkrimi, der jeden Tag in Ihrem Körper abläuft.

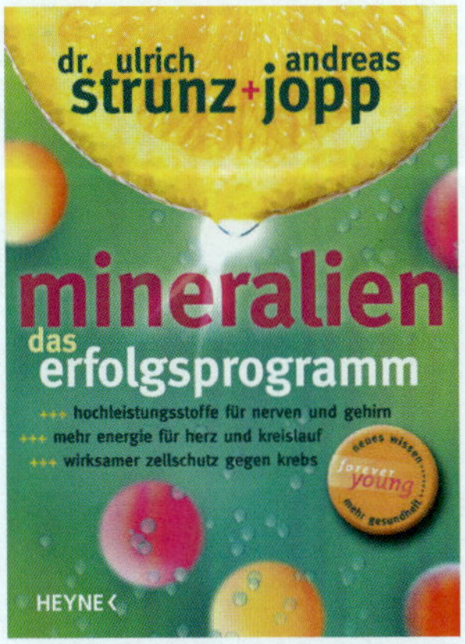

Mineralien - Das Erfolgsprogramm

- Entgiften mit Mineralien und Spurenelementen
- Blutdruck senken mit Magnesium & Kalium
- Diabetesrisiko senken mit Magnesium
- Magnesium, Migräne und Schlafqualität
- Allergien mit Kalzium verbessern
- Effektiver Zellschutz mit Selen
- Übersäuerung, Osteoporose und Kalzium
- Mineralien und Sport

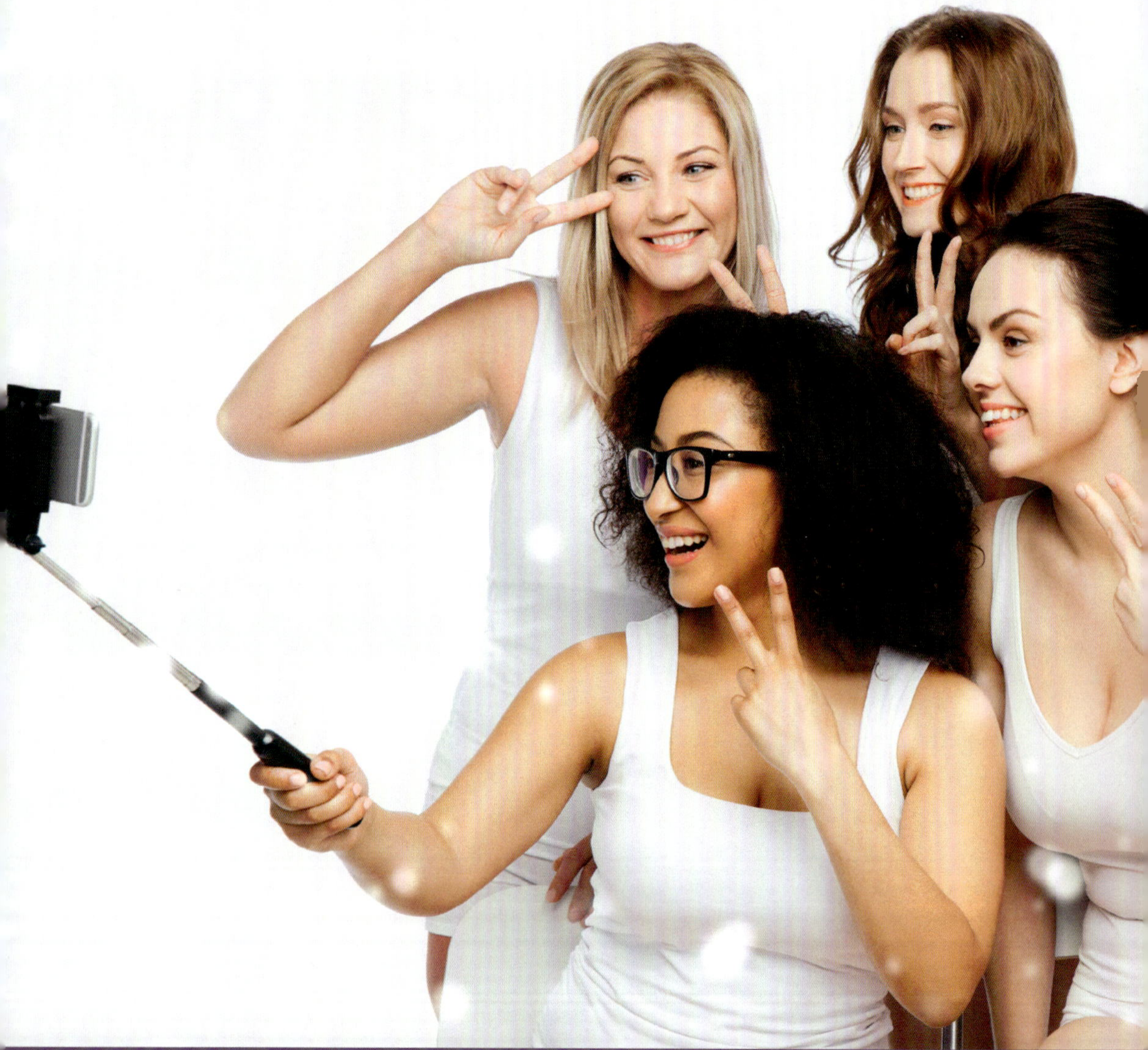

PFEILER 9

Motivation.

Wollen Sie „schlaue“ Ratgebersprüche, wie Sie es aus den üblichen Kapiteln aus Ratgeberbüchern kennen? Oder wollen Sie wissen, was aus meiner langjährigen Erfahrung wirklich funktioniert? Es ist ganz einfach. Und genau in dieser Einfachheit liegt die ganze Kraft. *Hier die 6 wichtigsten Tipps:*

1. Machen Sie ein Foto von sich. Vorher. Das ist der stärkste Motivator.
2. Schauen Sie Fotos von anderen und lesen Sie deren Erfolgsgeschichten. Von Menschen, die es schon geschafft haben.
3. Treffen Sie eine Entscheidung. Stellen Sie sich vor, wie Sie aussehen werden, und fangen Sie einfach an.
4. Wurschteln Sie sich nicht alleine durch. Sprechen Sie mit anderen.
5. Lesen Sie mehr über Ernährung. Wissen ist Macht.
6. Sprechen Sie über sich und Ihre Erfolge.

1. Ihr Foto – Ihre stärkste Motivation

Nichts motiviert mehr zur Veränderung als die Realität eines Fotos. Es ist der Super-Motivator schlechthin. Die erkennbaren Moppelzonen sollen weg. So möchte man sich nicht sehen. Deswegen vermeidet man es auch, sich fotografieren zu lassen. Das ist schon mal der erste Schritt aus der Komfortzone. Das sichtbar machen, was offensichtlich ist. Es ist wichtig, sich zu sehen, so wie wir sind. Sie können das Foto zwischendurch auf Ihrem Handy anschauen, wenn Sie einmal das Ziel aus dem Blick verlieren sollten. Kleben Sie es direkt an die größte Versuchung – den Kühlschrank.

Sie können sich heute noch nicht den Luftsprung vorstellen, den Sie machen werden, wenn Sie diese Fotos mit Ihren Nachher-Fotos in einigen Wochen vergleichen. Den Stolz auf sich selbst, der Sie erfüllt beim Anblick des alten Fotos. Bitte gönnen Sie sich dieses Hochgefühl!! Es wird einer Ihrer besten Momente überhaupt.

Das Foto ist ein integraler Bestandteil der Stoffwechselkur

Ich könnte Ihnen jetzt an dieser Stelle im Buch alle möglichen schlauen Motivationstipps, Meditationen und Psycho-Tricks anbieten. Das ist aber alles nichts gegen Ihr eigenes Foto. Da drin steckt schon alles! Bitte, verzichten Sie nicht auf diese wirklich mächtige Motivation.

Fotografieren Sie sich bitte gleich JETZT mit Ihrem Handy.
Bitte angezogen: Vorne, Seite, Rücken und das Gesicht.

2. Die Weisheit & Motivation von Geschichten

„Ich weiß nicht, ob ich das schaffe." „Funktioniert das auch für starkes Übergewicht?" „Ich bin ein spezieller Fall." Das habe ich so oft schon gehört. Deswegen sind die realen Geschichten so wichtig. Es sind Menschen, die in ganz ähnlicher Situation waren. Geschichten von Erfolgen motivieren. Sie. Mich. Viele. Hunderte von realen Geschichten & Fotos sind unter einem Facebook-Post, als das Teamkochbuch herauskam, per Zufall begeistert gepostet worden.

Dieser Facebook-Post ist das emotionale und fotografische Gedächtnis der Stoffwechselkur. Motivation pur: Siege in Bildern. Nach x gescheiterten Abnehmversuchen. Menschen, die 50 kg und mehr abgenommen haben. Die am eigenen Leib zeigen, dass sie mehr wissen als viele diplomierte Ernährungswissenschaftler! Geschichten über zurückeroberte Lebensqualität. Ein neues Leben. Medikamente, die abgesetzt werden konnten. Schicksale, die vom Arzt schon abgeschrieben waren.

Die ganze Breite der Lebensweisheit liegt in diesen Geschichten. Abnehmen hat mit Aufbruch, Überwindung von Glaubenssätzen und Veränderung zu tun.

Und: Geschichten und Fotos sind merkfähig. Können bewegen. Lesen Sie diese Geschichten aus dem wahren Leben. Die Anzahl in dem Facebook-Post ist beeindruckend. In diesen unterschiedlichen Schicksalen und Fotos ist die gesamte Weisheit enthalten, die Sie benötigen, um sich selbst zu verändern.

Mein Tipp: **Um die Bilder zu sehen, geben Sie geben Sie folgenden Link ein: www.facebook.com/gabi.steiner.7/posts/10211146307523750**

3. Die Entscheidung: Ich kann, Ich will, Ich werde

Denken Sie an drei erfolgreiche Entscheidungen in Ihrem Leben. Privat, beruflich oder in der Familie.

1. ______________________________

2. ______________________________

3. ______________________________

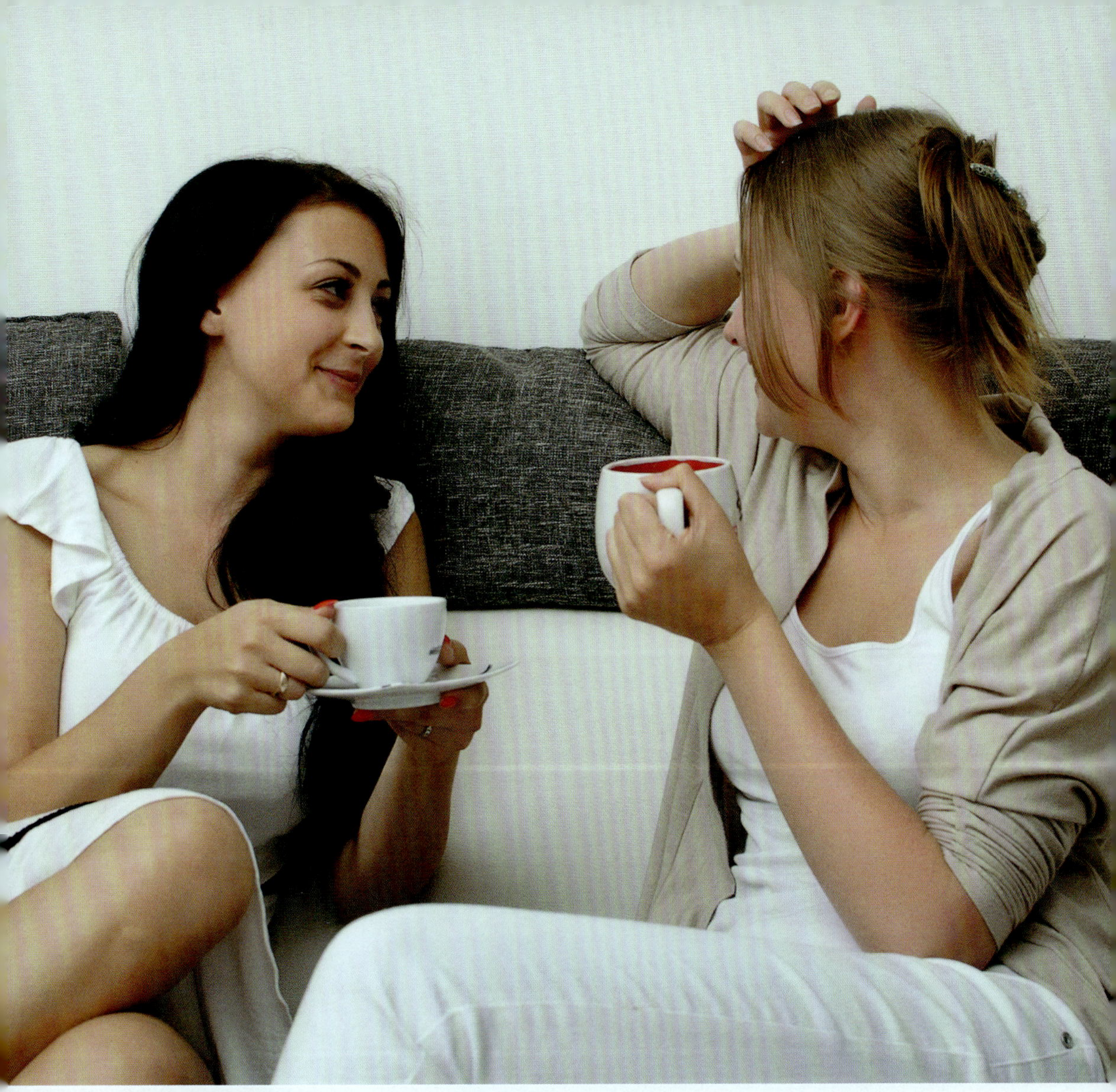

Und? Haben Sie die Dinge dann umgesetzt? Genau! Sie haben also schon alles, was Sie brauchen, um erfolgreich zu werden. Ich kann, ich will, ich werde. Nicht „ich könnte, ich würde oder vielleicht". Treffen Sie eine Entscheidung, wie Sie aussehen wollen. Setzen Sie sich einen Zeitrahmen, in dem Sie dies erreichen wollen. Hängen Sie Ihr Foto an den Kühlschrank und TUN Sie es einfach.

4. Wurschteln Sie sich nicht alleine durch

Viele meinen, Sie müssten sich alleine durch die Stoffwechselkur wurschteln. Dass da etwas nicht optimal läuft, erkenne ich schon immer daran, wenn sich jemand nicht meldet. Im Austausch mit anderen sind Abnehmprogramme viel erfolgreicher. Das zeigen die Studien ganz eindeutig. Alleine schleichen sich kleine Fehler ein, die man leicht hätte besprechen können. Auch die Motivation sackt bei der kleinsten Hürde schneller ab. Alleine wird man öfters nachlässig. Alleine ist einfach langweilig.

Wie ist Ihre Strategie? Sie haben ein Problem und sprechen nicht mit jemandem darüber, der Ihnen weiterhelfen kann. *Oh…??* Sie feiern einen kleinen Erfolg, erzählen es aber nicht demjenigen, der Ihnen das Ganze empfohlen hat. *Ääh…?* Im Ernst?

Viele trauen sich nicht, mit demjenigen häufiger zu sprechen, der ihm die Kur empfohlen hat. Dabei macht gerade das Ihre Abnehm-Erfahrung erst lebhaft. Jemand hat Ihnen sicher nicht begeistert davon erzählt, um danach nichts mehr von Ihnen zu hören. Sprechen Sie miteinander. Telefonieren Sie. Nur so kommen Sie an den ganzen Erfahrungsschatz und die ganze Unterstützung, die Sie haben können. Es ist genau diese Betreuung von Mensch zu Mensch, die den Unterschied machen kann. Und, es macht auch viel mehr Spaß so.

5. Wissen ist Macht

Eiern Sie nicht länger mit Halbwissen herum. Sie können Ihre Zeit mit dem „Leben der Anderen“ auf dem TV verschwenden oder selbst leben. Die Zeit für sich einsetzen. Sie können sich mit negativer Energie aus den Nachrichten aufladen. Mit Dingen, die irgendwo auf der Welt passieren und Sie gar nicht betreffen. Oder sie kümmern sich um Ihren eigenen Körper und Ihren Stoffwechsel, der gerade vielleicht im totalen Chaos versinkt.

Die Risikoeinschätzung ist bei vielen verzerrt. Menschen machen sich Sorgen um Dinge, die Sie nie betreffen werden, statt sich um Dinge zu kümmern, die naheliegend sind. Ihr Risiko, in einem Terroranschlag zu sterben, ist viel geringer als Ihr Risiko, durch Fehlernährung an Krebs zu erkranken oder an den Folgen des Übergewichts zu sterben.

Sie selbst sind das spannendste Wissens-Thema: Ihr Körper, und wie Sie aus dieser biochemischen Fabrik das meiste für sich herausholen können. Für Ihre Energie. Für wirkliche Lebensqualität. Für Ihre Gesundheit.

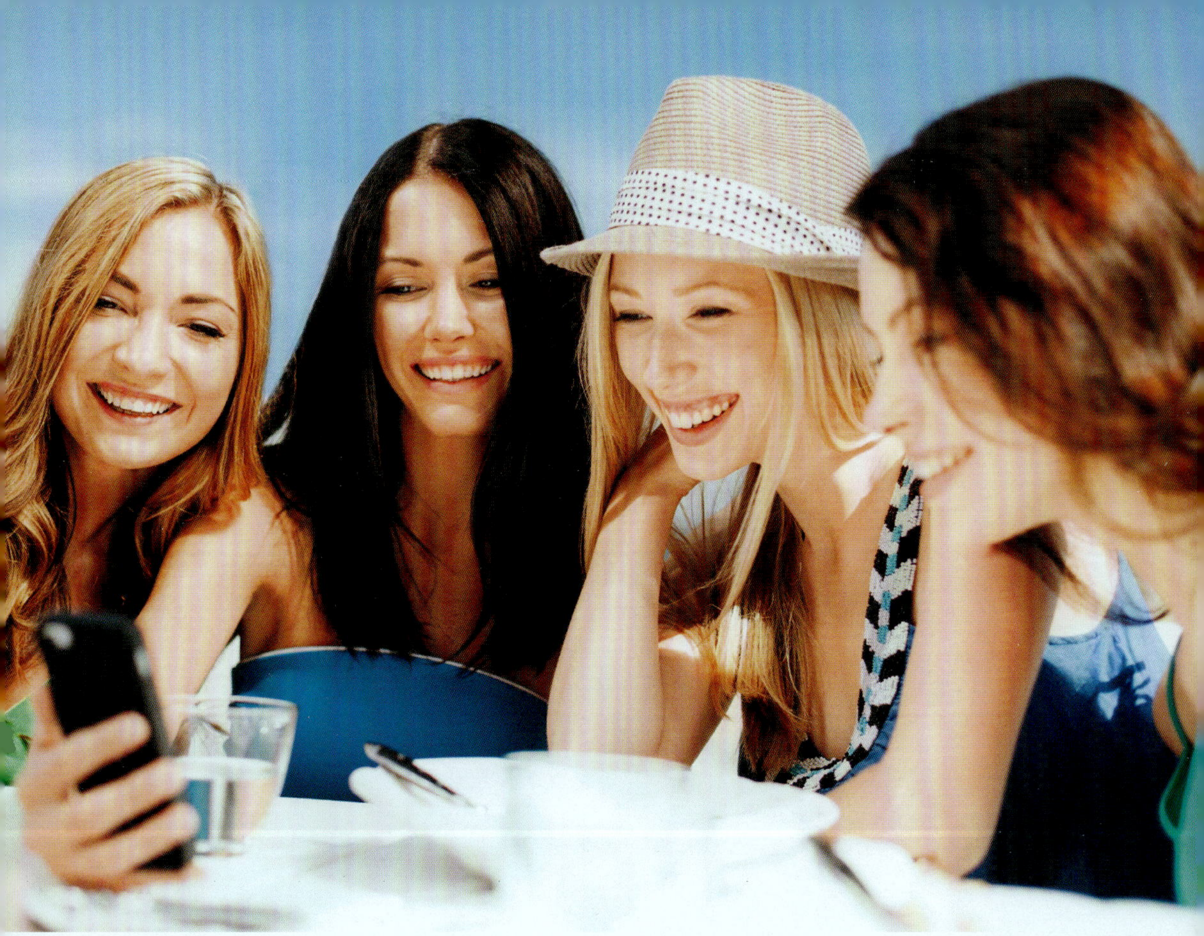

6. Sprechen Sie über sich und zeigen Sie Ihre Erfolge

Das tun die meisten sowieso am liebsten. Je mehr Sie mit anderen über Ihre Erfolge und die Ernährung sprechen, desto besser können Sie dranbleiben. Denn langfristige Veränderungen passieren nicht in ein paar Wochen Stoffwechselkur, sondern in vielen kleinen Schritten danach.

Zeigen Sie Ihre Vorher-Fotos. Seien Sie stolz auf sich. Helfen Sie anderen und Sie helfen sich selbst weiter. Jedes Mal, wenn Sie jemand anderem erklären, wie es geht, aktivieren Sie dadurch das Wissen und Ihre Ziele erneut. Für sich selbst. Das ist ein ganz wesentlicher Motivationsfaktor. Seien Sie das Vorbild für andere. Dann bleiben Sie selbst auch am Ball. Sie brauchen keine schlauen Motivationsbücher. Es ist so einfach: *Sprechen Sie einfach über sich selbst.*

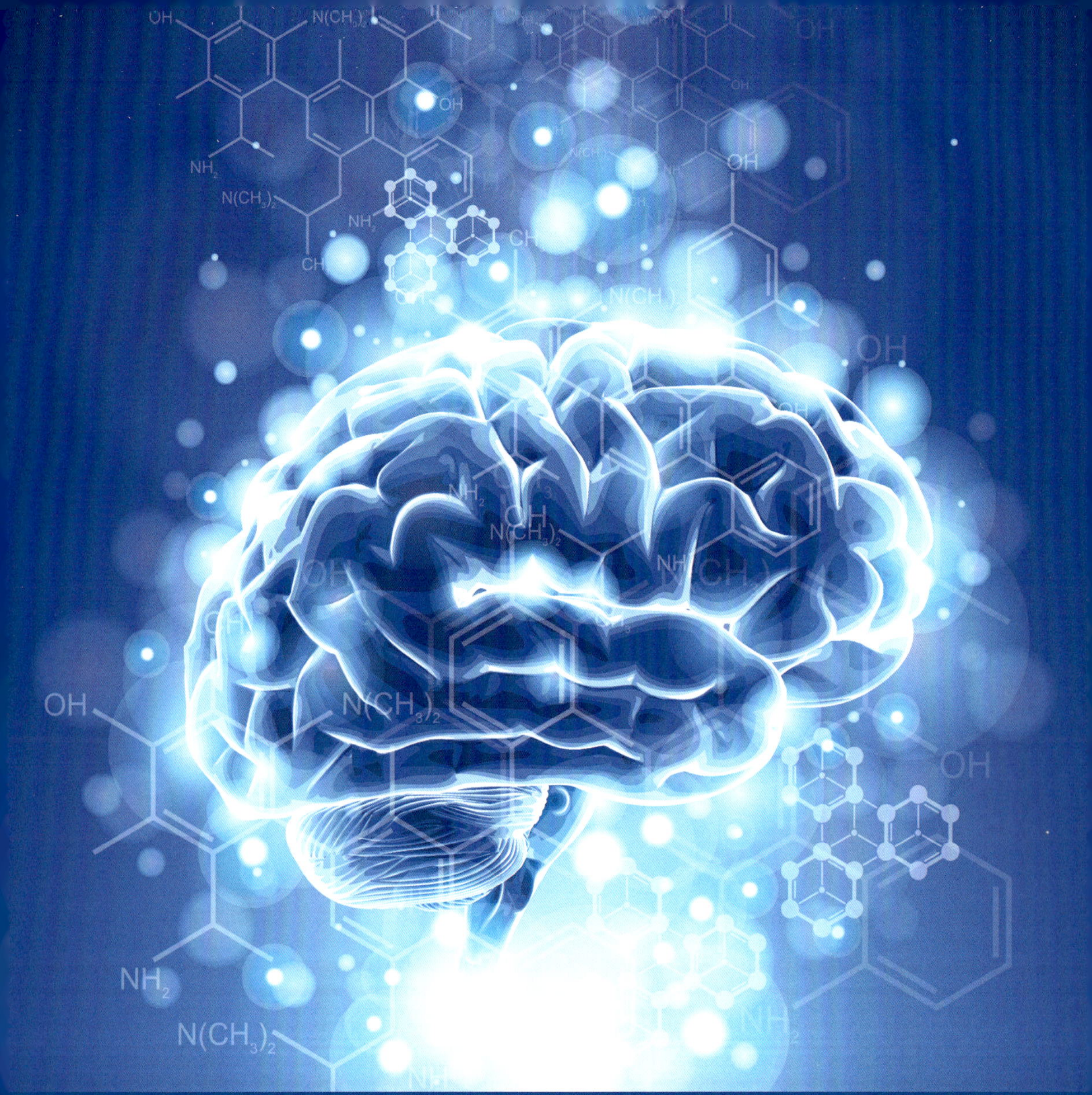

PFEILER 10

Fettabbau, Hypothalamus und Aktivator.

Fester Bestandteil der Stoffwechselkur ist der Einsatz eines Aktivators, der die Information des hCG-Hormons enthält.

hCG ist ein Hormon, das den Hypothalamus – eine Region im Zwischenhirn – beeinflusst. Man nimmt an, dass hCG den Fettabbau stark beschleunigen, das Hungergefühl regulieren und eine Fehlregulation der Fettabspeicherung im Hypothalamus korrigieren kann.

Unbestritten ist, dass hCG die Produktion der Hormone Testosteron, Androstendion und DHEA steigert. Niedrige Hormonwerte in diesem Bereich äußern sich in Libidoverlust, Gewichtszunahme, Fettabspeicherung, Fettumverteilung, Müdigkeit, Stimmungsschwankungen und Muskelverlust.[67] Viele Übergewichtige, Männer und Frauen, haben niedrige Androgenwerte.[68]

hCG kommt seit den 50er Jahren in vielen Abnehm-Kliniken zum Einsatz und wurde erstmals von dem Endokrinologen Dr. Simeons eingesetzt. Als Hormon kann es nur unter ärztlicher Aufsicht gespritzt werden.

In der Stoffwechselkur wird es daher ausschließlich in einer homöopathischen oder einer radionischen Form als Salz eingesetzt, das keinerlei Hormon mehr enthält! In beiden Formen geht man feinstofflich davon aus, dass die reine Information aus dem hCG auf eine Trägersubstanz übertragen wird.

Die Wirkung von Homöopathie oder Radionik lassen sich mit den heutigen wissenschaftlichen Analysemethoden noch nicht seriös erfassen. Dadurch entziehen sich diese Methoden kontrollierten wissenschaftlichen Studien, mit denen ich mich als Wissenschaftsjournalist tagtäglich auseinandersetze und die ich in meinen Büchern bearbeite. Es gibt aber noch einen anderen wichtigen Aspekt:

Zufriedene Verwender

Nach einer repräsentativen Befragung des Meinungsforschungsinstituts Allensbach zum Einsatz der Homöopathie sind 25 % der Deutschen überzeugte Verwender. 60 % aller Deutschen und 73 % der deutschen Frauen haben schon homöopathische Mittel eingesetzt. 2 % lehnen diese ab. Fast 90 % der Verwender hat laut Allensbach die Einnahme nach eigener Wahrnehmung schon geholfen – bei 48 % davon ohne Einschränkung, bei 39 % zumindest in manchen Fällen.

Der wertvolle Erfahrungsschatz der Stoffwechselkur-Teilnehmer

Die Berichte eines ungewöhnlich schnellen, nachhaltigen Gewichts- und Fettabbaus mit dem Aktivator gehören zum wertvollen Erfahrungsschatz von Tausenden zufriedener Teilnehmer der Stoffwechselkur. Einige Teilnehmer berichten, dass Sie mit dem Aktivator zum ersten Mal richtig abnehmen konnten. In der Homöopathie – die ja auch viele Ärzte einsetzen – gilt die Regel: *„Wer heilt, hat recht"*. Auf die Stoffwechselkur übertragen bedeutet das: *„Wer abnimmt, hat recht"*.

Ich kann in diesem Buch keine neuen Erkenntnisse zu diesem Thema beitragen, als das, was bisher bereits bekannt ist. Ich verweise daher auf die Berichte und den Erfahrungsschatz der Teilnehmer.

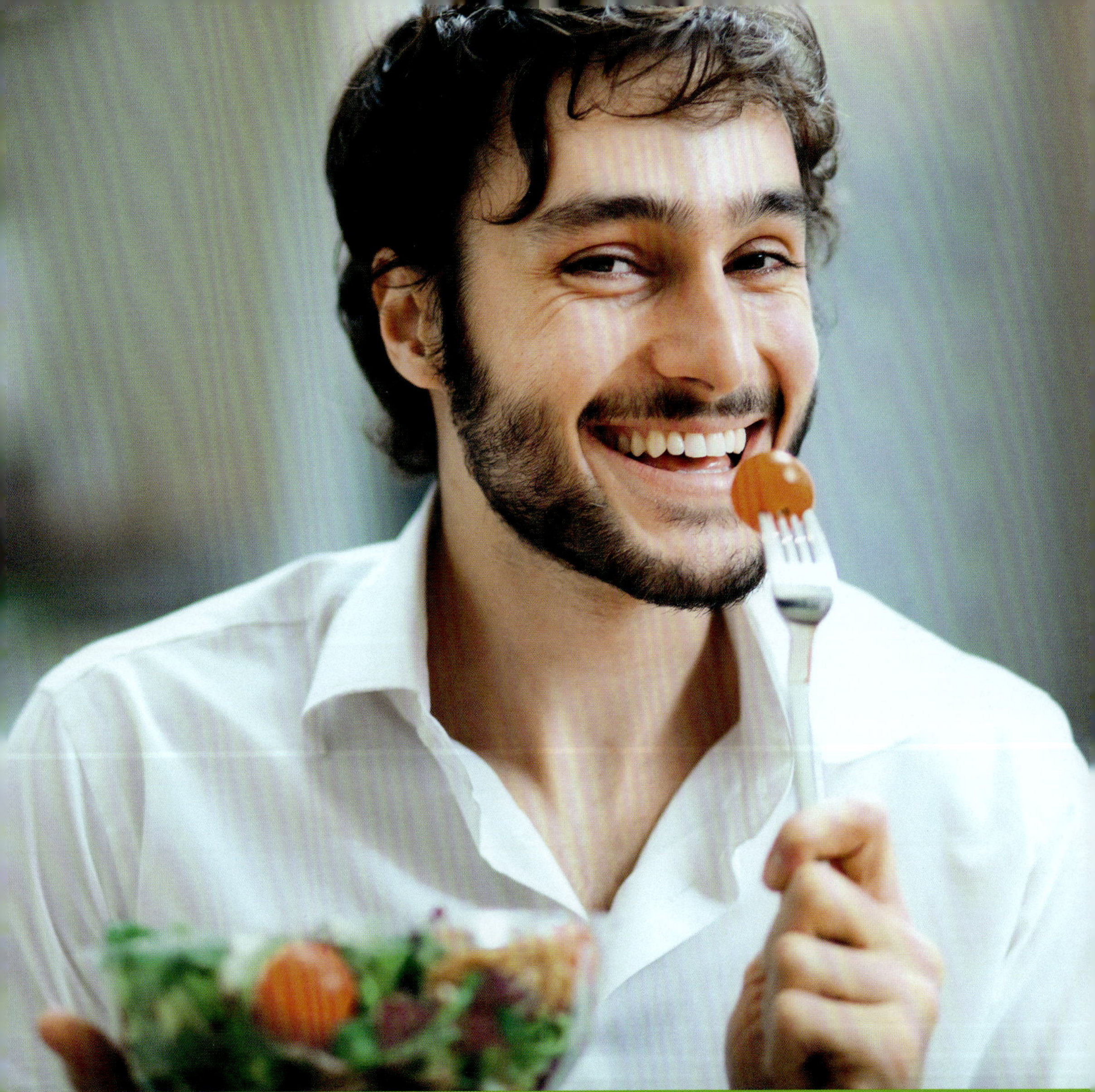

PFEILER 11

Essen mit Genuss:
neue Rezepte, neue Gewohnheiten.

„Ich bin ein Genussmensch." „Ich brauche Rezepte. Abwechslung. Schmeckt das überhaupt?" Das tut es! Und es geht schnell.

- In der Fettverbrennungsphase tauschen Sie Kohlehydrate, Zucker und Fett gegen viel Eiweiß und Gemüse aus. No Carb kurbelt die Fettverbrennung an.

- Erst in der Stabilisierungsphase findet dann der Wechsel statt zu Low Carb, mit viel Eiweiß, etwas mehr Fett. Die Kalorien werden langsam gesteigert.

Auf dem Buchmarkt finden sich fast nur Low-Carb-Kochbücher. Wenn es No-Carb-Kochbücher sind, dann enthalten die Rezepte erhebliche Mengen Fett. Beides ist absolut unbrauchbar für die erste Phase der Stoffwechselkur. Erst für die Stabilisierungsphase kann man Rezepte aus solchen Büchern nutzen. Die Rezeptmengen und Zusammensetzung sind aber häufig eine echte Abnehmbremse, da viele den Kaloriengehalt pro Portion unterschätzen.

„Ich nehme irgendwie nicht so schnell ab, wie ich dachte." „Ich habe ein Plateau erreicht." Was habe ich in der Beratung da schon nach Ursachen gesucht: Von Schilddrüsenproblemen bis hin zu Muskelmassemessungen. Bis ich dann im Detail die Kalorien der genutzten Rezepte durchgerechnet habe. Es liegt in 90 % der Fälle am Kaloriengehalt.

„Ich kann sowieso nicht abnehmen." In Studien zeigt sich, dass angeblich „diätresistente" Menschen, die auf einer 1.200 Kalorien-Diät nicht abnehmen, den Kaloriengehalt der selbst gekochten Gerichte um bis zu 47 % unterschätzen, also nicht nur 1.200 Kalorien zu sich nehmen wie gedacht.[69] So viel zur Fehlerquelle durch Kochbücher, besonders in der Fettverbrennungsphase.

Ich stelle Ihnen hier im Buch ab Seite 148 daher eine Rezeptsammlung für die Fettverbrennungsphase vor.

Ziel dieses Buches ist, Ihnen die 11 Pfeiler der Stoffwechselkur vorzustellen. Wer Stoffwechselkurkochen noch mehr für sich entdecken möchte, dem empfehle ich das Teamkochbuch. Die beiden Bücher ergänzen sich somit ideal.

Buchtipp: Teamkochbuch

1.600 Stoffwechsler haben Ihre Lieblingsrezepte eingesandt. Die besten davon sind im Teamkochbuch. Profi-Köche erfinden gerne komplizierte Rezepte mit Zutaten, die nicht im Haus sind. Rezepte sollten aber einfach, schnell und lecker sein. Hier können Sie das Buch bestellen: www.Fetzer-buechershop.de

Stoffwechselkur – Langsamer altern, länger gesund

Schlank bleiben und auch noch langsamer altern? Wie geht das? Wichtig dafür ist eine Ernährung mit mehr Pflanzenstoffen. Während der Stoffwechselkur haben Sie die Riesenchance, neue Rezepte auszuprobieren. Neue Gemüsesorten testen, mit denen Sie noch nie gekocht haben. Mehr Pilze auf Salaten und in Gerichten. Mehr Kräuter & Gewürze anstelle von Fett als Geschmacksträger. Tofu verwenden, anstatt Fleisch. Und in der Stabilisierungsphase mit den supergesunden Hülsenfrüchten – Linsen, Kichererbsen, Bohnen – zu experimentieren. Anstatt in den Brot-Käse-Wurst-Alltag zurückzukehren. Weg von schnellen Kohlehydraten, ungesunden Fetten und hochverarbeiteten Lebensmitteln. Die lassen Sie schneller altern.

Tofu Tipp: Viele haben noch nie damit gekocht. Den eiweißreichen Tofu können Sie einfach schneiden und in Suppen oder Gemüsegerichten zum Schluss noch mit erwärmen. Oder auf Salaten verwenden. Tofu schmeckt neutral und passt sich genial dem Geschmack jedes Gerichts an. Oder Sie braten Tofu kurz an, geben zum Schluss etwas Sojasoße in die Pfanne und würzen es mit Paprika oder einem anderen Gewürz.

Nur zwei Dinge würde ich Ihnen empfehlen:
1. Qualität: kein Tofu von Aldi. Er schmeckt grauenhaft. Tofu sollte schnittfest und nicht bröckelig sein. Taifun-Tofu ist gut verarbeitet und fast überall zu kaufen.
2. Kalorienfalle: Kein fertig angemachter oder geräucherter Tofu mit Gewürzen. Die sind meist mit Öl zugesetzt und haben zu viele Kalorien.

Es ist so einfach: Die pflanzenbasierte, fettarme Ernährung zahlt sich aus! Ihre Biomaschine dankt es Ihnen und altert wesentlich langsamer. 80 % der Erkrankungen entstehen durch schlechte Ernährung. In Metaanalysen zeigt sich eine um 10 Jahre erhöhte Lebenszeit, ein 30 % geringeres Krebsrisiko, ein 80 % geringeres Risiko für Herz-Kreislauf-Erkrankungen, ein 95 % niedrigeres Risiko für Diabetes und um 40 % niedrigeres Risiko für Demenz bei pflanzenbasierter Ernährung.

Nutzen Sie die Stoffwechselkur, um wirklich aus dem alten Trott herauszukommen und anders zu essen.

Stabilisierungsphase – stabiles Gewicht und Kohlehydratblocker

Wie Sie den Stoffwechsel in der Stabilisierungsphase weiter sanieren, die Blutwerte für Omega-3 und Vitamin D anheben und das Bindegewebe weiter straffen, das habe ich schon in den vorherigen Kapiteln beschrieben.

„Verliere ich denn weiter Gewicht in dieser Phase?“ Nein, Sie machen etwas viel Wichtigeres: Sie fahren Ihren Stoffwechsel langsam wieder hoch und stabilisieren damit Ihr neues Gewicht. Diesen neuen Gewichts-Set-Point zu stabilisieren ist essentiell, denn die verschiedenen Hungerbotenstoffe und -signale stabilisieren sich nur sehr langsam. Die Stabilisierungsphase ist die Voraussetzung, um einen Jo-Jo-Effekt zu vermeiden. Bis der Stoffwechsel wieder auf voller Leistung brennt. Auch Ihre Ernährung ändert sich in dieser Phase:

- Steigern Sie *langsam(!)* die Kalorien, über 3 Wochen, und kontrollieren Sie jeden Tag Ihr Gewicht.
- Tauschen Sie das Frühstück weiterhin gegen einen Eiweiß-und-Vitalstoff-Shake aus. Das spart 300 Kalorien ein und ergänzt die Vitalstoffe, da Sie noch nicht auf der vollen Kalorienzahl sind.
- Essen Sie weiterhin eiweißreich, jetzt ohne Beschränkung der Portionsgröße.
- Essen Sie wieder mehr Fett.
- Sie können nun auch wieder einige, wenige(!), langsame(!) Kohlehydrate wie Linsen, Bohnen, und Vollkornprodukte essen. Die nächsten 3 Wochen bleiben immer noch Low Carb.

Neue Strategie: Kohlehydrate verlangsamen und blockieren

Ich möchte hier eine Strategie vorstellen, die Sie für 6 Monate beibehalten sollten: Das Verlangsamen und das teilweise Blockieren der Kohlehydratenergie.

Weniger Fettabspeicherung

Sie wissen es bereits: Je schneller Kohlehydrate in die Blutbahn kommen, desto mehr landet davon in den Fettzellen als Zwischenlager. Weil das Wegpackhormon Insulin dabei stark ansteigt, wird die Blutbahn so effizient leergeräumt, dass Sie ganz schnell unterzuckert sind und dadurch hungrig werden.

Es gibt nun zwei wirklich geniale Strategien, um das zu vermeiden:

- Die Kohlehydrate verlangsamen mit zusätzlichen Ballaststoffen. Mit einem Ballaststoffshake wird aus einem Stück Kuchen langsame Energie. (siehe Seite 72)
- Den Abbau von langkettigen Kohlehydraten blockieren. Der Extrakt aus Kidneybohnen blockiert das Enzym Alpha-Amylase. Das spaltet lange Ketten von Kohlehydraten (z. B. aus Nudeln) in kurze, kleinere Zuckermoleküle. Durch diese Blockierung werden diese langsamer oder gar nicht aufgenommen. Einige Kohlehydrate, die nicht aufgespaltet werden, gelangen so in den Dickdarm, wo Sie nur noch zum Teil verwertet werden.

Der Effekt: weniger Gewichtszunahme. Weniger Fettabspeicherung. Interessant zur Vermeidung eines Jo-Jo-Effekts.

„Oh super, kann ich das auch zeitgleich zum Eisbecher schlucken?“ Schlau gedacht. Funktioniert aber nicht. Die langen Ketten, also Nudeln, Brot, Kartoffeln werden blockiert mit dem Amylase-Blocker. Den kurzkettigen Zucker zu verlangsamen, das funktioniert nur mit Ballaststoffen. Die Amylase „zerhackt“ nur langkettige Moleküle, und Zucker ist ja schon kurzkettig. Da kann die Amylase-Blockade nichts aufhalten.

"Okay, nach Brot & Pasta den Amylase-Blocker. Und was bringt's genau? Ist das jetzt wieder so ein Abnehmprodukt, bei dem sich Kalorien angeblich in Luft auflösen?“ Völlig berechtigter Einwand. Es gibt unzählige unsinnige Abnehmpülverchen und angebliche Fettverbrenner. Und alle Nase lang kommt der nächste „Schlankmacher“ auf den Markt. Mit diesem Unsinn werden Millionen Euro Umsatz gemacht. Genau deswegen will ich Studien sehen. Und zwar: Doppelblind, placebo-kontrolliert und randomisiert. Weniger ist mir nicht gut genug. Das Ergebnis: Der Amylase-Blocker bringt circa 1 Kilogramm weniger Gewicht im Monat. Rechnen Sie das mal auf ein Jahr hoch. Eine Studie dazu finde ich besonders interessant: Da wurden beide Teilnehmergruppen einen Monat lang quasi kohlehydratreich gemästet, und die Gruppe mit dem Blocker wog danach fast 3 Kilogramm weniger. Und sie hatten 10 % weniger Fettmasse nach einem Monat als die Teilnehmer der Gruppe ohne den Blocker.

Die Studien: Kohlehydratblocker und Gewichtsabnahme

Teilnehmerzahl	Studiendauer	Ergebnis
60 [71]	30 Tage (doppelblind, placebo-kontrollierte randomisierte Studie)	Das Essen bestand aus besonders kohlehydratreichen Mahlzeiten mit 2.200 Kalorien. Nach 30 Tagen hat die Gruppe mit dem Amylase-Blocker 3 kg abgenommen. Die Fettmasse war um 10 % reduziert.
60 [72]	12 Wochen (doppelblind, placebo-kontrollierte Studie)	Gewichtsabnahme der Gruppe mit Kohlehydratblocker nach 12 Wochen im Durchschnitt 3,1 kg, in der Placebo-Gruppe gab es keinen Gewichtverlust.
101 [73]	60 Tage (doppelblind, placebo-kontrollierte randomisierte Studie)	Leicht kalorienreduzierte Diät. 1,9 kg Abnahme mit Amylase-Blocker gegenüber 0,3 kg der Placebo Gruppe.
40 [74]	12 Wochen (doppelblind, placebo-kontrollierte randomisierte Studie)	Leicht kalorienreduzierte Diät. Gewichtsverlust 3,5 kg mit dem Amylase-Blocker und in der Placebo-Gruppe 1,3 kg. Fettverlust 2,3 % mit Amylase-Blocker und 0,7 % in der Placebo-Gruppe.
39 [75]	8 Wochen (doppelblind, placebo-kontrollierte randomisierte Studie)	Leicht kalorienreduzierte Diät. 1,7 kg Abnahme mit Amylase-Blocker gegenüber 0,7 kg in der Placebo-Gruppe.

Im Jahr 2006 hat die US Food & Drug Administration (FDA) die klinischen Studien und Daten evaluiert, mit folgendem Ergebnis: Nahrungsergänzungsmittel aus Kidneybohnen dürfen seither offiziell folgende Aussagen (claims) auf die Packung schreiben: *„Kann die Gewichtskontrolle unterstützen …"* und *„Kann die enzymatische Verdauung von Stärken vermindern"*. Damit gehört der Extrakt aus weißen Bohnen zu den ganz wenigen Ausnahmen bei Nahrungsergänzungsmitteln, die überhaupt – und dann auch gleich noch zwei – offizielle „claims" auf Verpackungen verwenden dürfen.

Mein Tipp: Holen Sie sich gleich einen 6-Monats-Vorrat Amylase-Blocker und nehmen Sie den Blocker wirklich systematisch zu allen kohlehydratreichen Mahlzeiten ein.

Spezielle Zielgruppen der Stoffwechselkur

Veganer

Ernährung und Mangel

Oft ist es die letzte Hoffnung, wenn geplagte Menschen zu veganer Ernährung wechseln, weil sie Allergien, Gluten- und Laktose-Unverträglichkeiten haben. Häufig auch in dem Bewusstsein, dass sie ihre Gesundheit mit schlechter Ernährung gegen die Wand gefahren haben. Vegan soll es jetzt richten. Wiederum andere werden Veganer wegen der Umwelt. Zuerst fühlt man sich großartig. Fertigprodukte raus, mehr gesunde Lebensmittel rein. Vegane Ernährung könnte theoretisch eine super Ernährung sein. Die Herausforderung: Bei den meisten schleicht sich mit der Zeit eine immer kohlehydrat-lastigere und damit einseitige Ernährung ein. Viele tappen in die Nudel- und Brotfalle. Andere kaufen angeblich gesunde vegane Produkte, die hoch-verarbeitete Industrieprodukte sind. Mit der Zeit – und das zeigen die Studien ganz eindeutig – entwickeln viele Veganer erhebliche Mangelerscheinungen. Selbst die ultrakonservative DGE, die sonst nie und nimmer pro Nahrungsergänzungsmittel ist, empfiehlt Veganern, bestimmte Stoffe zu ergänzen.

Die DGE schreibt: „Bei einer rein pflanzlichen Ernährung ist eine ausreichende Versorgung mit einigen Nährstoffen nicht oder nur schwer möglich. Der kritischste Nährstoff ist Vitamin B12. Zu den potenziell kritischen Nährstoffen bei veganer Ernährung gehören außerdem Protein bzw. unentbehrliche Aminosäuren und langkettige Omega-3 Fettsäuren sowie weitere Vitamine (Riboflavin, Vitamin D) und Mineralstoffe (Calcium, Eisen, Jod, Zink, Selen). Wer sich dennoch vegan ernähren möchte, sollte dauerhaft ein Vitamin-B12-Präparat einnehmen, auf eine ausreichende Zufuhr vor allem der kritischen Nährstoffe achten und gegebenenfalls angereicherte Lebensmittel und Nährstoffpräparate verwenden.“[76] Interessant, so was aus dem Hause der DGE zu hören.

Stoffwechselkur: ideal bei Veganern

Die Stoffwechselkur ist ideal für Veganer, da die Vitalstoffdepots endlich wieder aufgefüllt werden. Wie kann man nun die Produkte für die Stoffwechselkur vegan anpassen?

Eiweiß mit Protein-Mischungen

Da Fleisch/Fisch/Quark/Eier als Eiweißquellen ausfallen und einige Veganer auch

Soja- oder Gluten-Allergien haben, empfehle ich ein hochwertiges, hypoallergenes veganes Eiweiß. In der Kombination von Erbsenprotein mit Reisprotein kann eine biologische Wertigkeit von circa 95 erreicht werden. Das liegt über der Wertigkeit von Fleisch und Soja (mit 72) und wesentlich über anderen Pflanzenproteinen.

Praktisch umgesetzt: Es gibt kaum kohlehydratarme, vegane, eiweißreiche Zwischenmahlzeiten. Auf der Stoffwechselkur empfehle ich für Veganer daher wenigstens 3 Mal am Tag einen veganen Eiweiß-Shake aus Erbsen-Reisprotein.

Für das Hauptgericht auf der Kur gibt es Dutzende Variationen mit Tofu. Oft kann man Fleisch gegen Tofu austauschen. Wer sich dazu entschließen kann, Eier und Quark wieder in die Ernährung aufzunehmen, hat natürlich mehr Variationsmöglichkeiten.

Den Omega-3-Mangel beheben

Mit pflanzlichen Omega-3-Ölen können Sie den Bedarf an langkettigem Omega-3 *nicht* decken. Dadurch, dass ich es so oft höre, wird es nicht wahrer: Es geht nicht! Nur gerade einmal 3 % werden aus diesen Ölen in langkettige Omega-3-Fette umgewandelt. Zu wenig für Gehirn, Psyche, für die Gewebehormone und viele andere Stoffwechselprozesse. Die einzigen pflanzlichen langkettigen Omega-3-Fette kommen aus Algen.

Langfristig ergänzen

Omega-3: Veganer haben niedrige Omega-3-Blutspiegel.[77] Lassen Sie doch bei Gelegenheit Ihre Werte beim Arzt messen. (siehe Seite 62) Dann haben Sie es objektiv.

Vitamin D: Veganer liegen noch unterhalb der katastrophalen Vitamin-D-Blutwerte der normalen Bevölkerung.[78] Stimmungsschwankungen und schlechter Knochenstoffwechsel sind daher die Folge.

Vitamin B12: Der Mangel ist gravierend.[79] B12 kommt nur in Fleisch vor. B12 daher unbedingt ergänzen.

Kalziumzufuhr und Spurenelemente: Veganer liegen in der Kalziumzufuhr unterhalb der „Normal"-Bevölkerung. Auch die Versorgung mit anderen Spurenelementen, die im Knochenstoffwechsel aktiv sind, wird nicht erreicht. Ein um 30 % höheres Risiko für Knochenbrüche ist das Resultat, wie die EPIC Studie zeigt.[80,81] Ein vollständiges, hochdosiertes Vitamin-/Mineralpräparat pflanzlichen Ursprungs kann dies ausgleichen.

Eiweiß: Eiweißmangel ist bei veganer Ernährung vorprogrammiert. Mit zusätzlichem Reis-Erbsen-Protein kann dies verbessert werden.

Schildrüsenunterfunktion und Hashimoto

„Kann ich auch mit einer Schilddrüsenunterfunktion abnehmen?“ Die Schilddrüse ist wie ein Thermostat für den Stoffwechsel. Bei Unterfunktion brennt er langsamer. Je nachdem, wie gut Sie mit den Schilddrüsenmedikamenten eingestellt sind, können Sie abnehmen.

„Ich habe Hashimoto. Wie sieht es da aus?“ Es ist erstaunlich, wie viele Frauen Hashimoto haben. Hierbei wird die Schilddrüse vom Immunsystem angegriffen. Meist geht das mit einer Unterfunktion einher und man sieht daher bei diesen Frauen häufiger Übergewicht. Das Abnehmen bei Hashimoto geht langsamer. Erwarten Sie mit Hashimoto nicht 4–6 kg pro Monat, sondern eher 2–3 kg. Aber es geht, und das ist doch die gute Nachricht. Bitte verwenden Sie ein Produkt ohne Jod.

Sportler

Sie machen hartes Gewichtstraining und trotzdem liegt eine Fettschicht über Ihrem Sixpack? Sie sind muskulös, aber massig, ohne Definition? Sie schleppen viel Gewicht mit sich herum und erreichen deswegen keine guten Laufzeiten? Die Stoffwechselkur ist ideal für Sportler, die es trotz Sport bisher nicht geschafft haben, bestimmte Problemzonen loszuwerden und bestimmte Ziele zu erreichen.

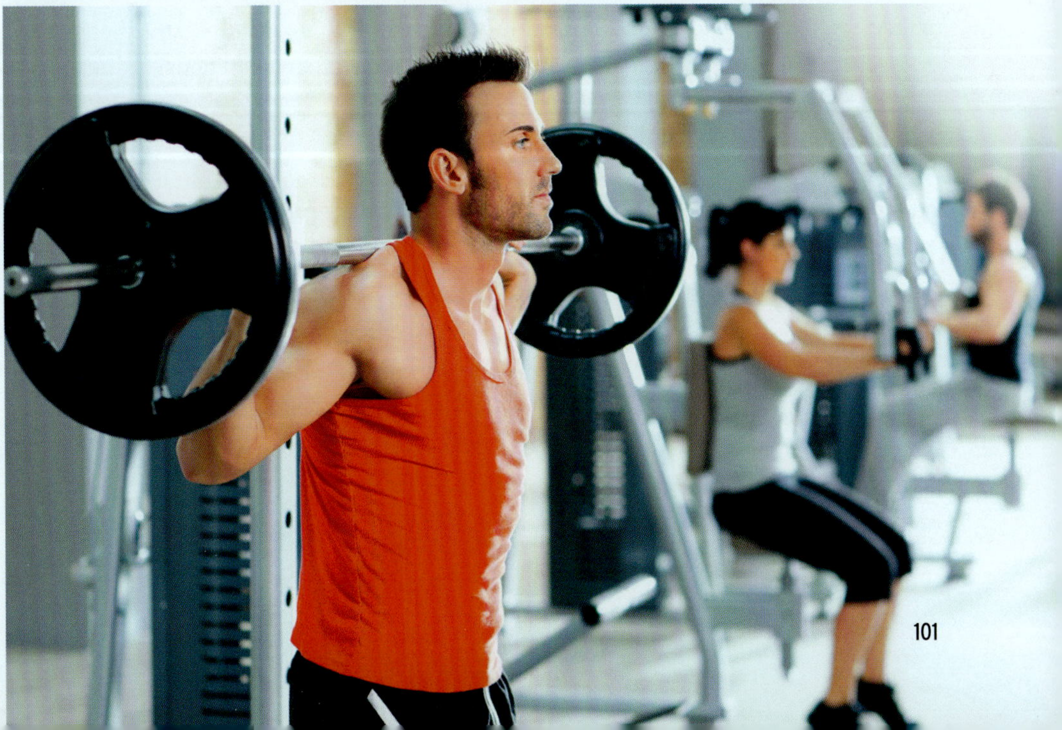

Ketogenese und Gewichtstraining

Ich habe immer wieder Bodybuilder, die im Masseaufbau Fett ansetzen, und dann einmal im Jahr genau dieses Fett loswerden wollen. Masseaufbau und Fettabbau funktioniert kaum gleichzeitig.

„Ich habe kaum Power, wenn ich Gewichte auf der Stoffwechselkur stemme." Das ist ganz normal. In der reinen Fettverbrennung (Ketogenese) der Stoffwechselkur haben Sie sehr wenig Muskelglykogen. Beim Gewichtheben wird aber schnelle, kurzfristige Energie benötigt, um schwere Gewichte zu stemmen. Mit wenig Muskelglykogen haben Sie weniger Kraft, und Sie ermüden schneller. Wenn Sie in der Situation dann mit hohen Gewichten trainieren, steigt die Verletzungsgefahr erheblich!

Mein Tipp: **Trainieren Sie mit weniger Gewicht weiter. Konzentrieren Sie sich auf diese Phase, auf das Abschmelzen der Fettdepots. Laufen Sie im fettverbrennenden Puls-Bereich auf dem Crosstrainer. Trainieren Sie die Bauchmuskeln, die man sonst gerne vernachlässigt. Es geht jetzt um Definition.**

Stoffwechselkur und Gelenke

Gelenkkapsel-Entzündungen in der Schulter und Entzündungen an der Bizepssehne sind typisch bei hartem Gewichtsaufbau. Schnell greift man dann zu entzündungshemmenden Medikamenten, um weitertrainieren zu können. Die Stoffwechselkur gönnt Ihren Gelenken und Sehnen eine Auszeit, und sie enthält antientzündliche Wirkstoffe. Omega-3 fährt Entzündungen runter. MSM-Schwefel senkt Schmerzen, mindert Entzündungen und ist der Baustoff für Sehnen und Gelenke. So können Entzündungen wirklich ausheilen.

Ketogenese und aerobe Sportarten

„Wenn ich laufe oder bike, fällt mir das so schwer auf der Kur." Durch das niedrige Muskelglykogen ziehen Sie die nötige Energie ausschließlich aus der Fettverbrennung. Diese ist aber bei vielen nicht trainiert. Der Muskel und die Mitochondrien müssen sich erst enzymatisch umstellen, um schneller in die Fettverbrennung zu kommen. Der Trainingseffekt, wenn diese Fettverbrennung verbessert wird, ist aber enorm. Hier die Geschichte von Ingo, der mit einem im Schnitt 20 Jahre jüngeren Basketballteam trainiert: *„Die Jungs haben mich immer beim Lauftraining nach dem Basketballtraining abgehängt. Nach der Stoffwechselkur habe ich dann alle beim Lauftraining abgehängt. Es war so einfach. Ich wurde gar nicht müde."* Die Erklärung: Ingo hatte auf der Stoffwechselkur seine Fettverbrennung derart trainiert, dass er

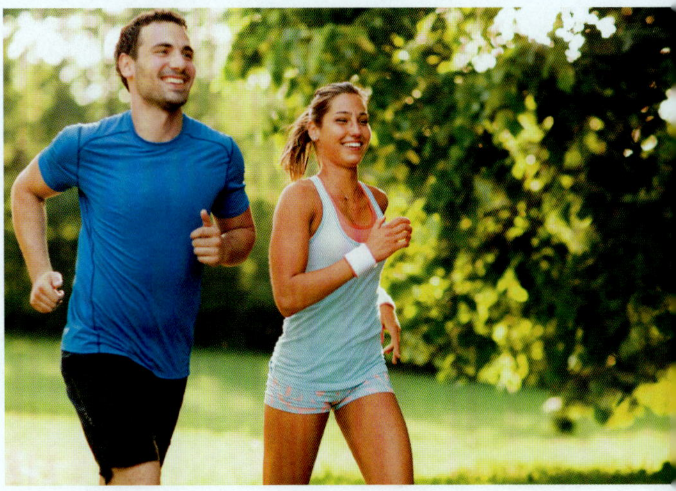

einen besseren Zugriff auf die Fettenergiereserven hatte und die Zuckerverbrenner (die jungen Sportsfreunde) hinter sich ließ. Kurz: Ja, es fällt auf der Kur schwer, zu trainieren, aber die Leistungssteigerung danach ist enorm.

Mikronährstoffe und Leistung

Ein sanierter Stoffwechsel ist die Basis für Höchstleistung. Ich bin immer wieder erschüttert, wie wenig angehende Absolventen der Sportwissenschaften über die Zusammenhänge von Stoffwechsel, Leistung und Mikronährstoffen wissen. Sportler haben einen erhöhten Vitaminbedarf. Für die Reparatur beschädigter Gewebe werden Mikronährstoffe benötigt, Erholungszeiten verkürzen sich, das Verletzungsrisiko sinkt. Mit niedrigen Magnesiumblutwerten kann man kaum Leistung bringen. Das im Einzelnen zu beschreiben, wäre jetzt ein separates Buch. Daher kurz: Die Stoffwechselkur saniert Ihren Stoffwechsel. Wollen Sie wirklich Höchstleistung bringen, dann führt kein Weg an Nahrungsergänzung vorbei.

Überschätzte Kohlehydrate ...

In der Olympischen Kantine von Athen wurde 2004 folgendes angeliefert[82]:

Gemüse und Obst: 272 Tonnen
Fleisch und Fisch: 211 Tonnen
Pasta: 12 Tonnen
Tofu: 4 Tonnen
Brot: 0,6 Tonnen

Stoffwechselernährung: Kaliumreich. Vitamin- und mineralienreich. Eiweißreich. Steinzeiternährung eben. Anscheinend wissen die Teilnehmer bei Olympia, was wirklich funktioniert.

Stark Übergewichtige – es lohnt 30, 40, 50 kg abzunehmen

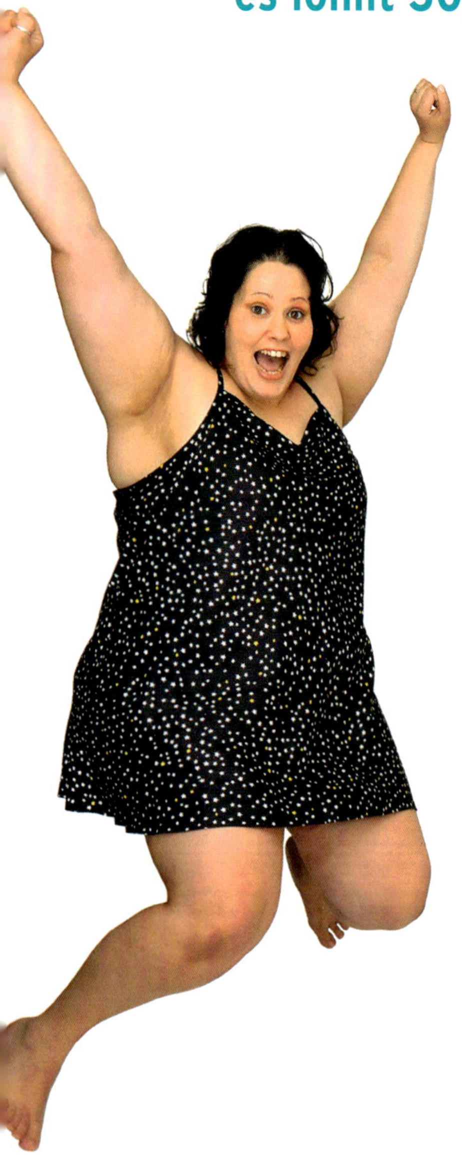

Sie haben sehr hohes Übergewicht?

- Malen Sie sich einmal aus, wie Sie sich nächstes Jahr, genau um diese Zeit, fühlen würden, wenn Sie 40 kg weniger wiegen würden? Geht nicht so leicht? Schließen Sie einen Moment die Augen! Stellen Sie es sich vor. Wie Sie aussehen. Wie sich das anfühlt.
- Und: Wie möchten Sie sich in 5 oder 10 Jahren fühlen? Wie sehen Sie dann aus? Wie viel Zeit möchten Sie beim Arzt verbringen? Wie soll Ihr Leben und Ihre Gesundheit aussehen?

Für stark Übergewichtige geht es beim Abnehmen nicht um die Bikinifigur. Es ist die Lebensqualität – und die Gesundheitsversicherung überhaupt. Die Geschichten von Menschen, die auf der Stoffwechselkur 30–60 kg abgenommen haben, sind sehr bewegend. Viele beschreiben es so: *„Ich habe jetzt überhaupt erst wieder ein Leben".*

Leben Sie länger

Übergewichtige haben das 30-fache Diabetesrisiko. Ein 3-fach erhöhtes Risiko für Herzkreislauferkrankungen. Ein doppelt so hohes Schlaganfallrisiko (BMI über 30). Übergewicht verkürzt die Lebenszeit um 2-4 Jahre (BMI über 30). Bei sehr starkem Übergewicht sogar um 6-10 Jahre (BMI über 45).[83] Das Projekt „Abnehmen" könnte das wichtigste Projekt Ihres Lebens sein!

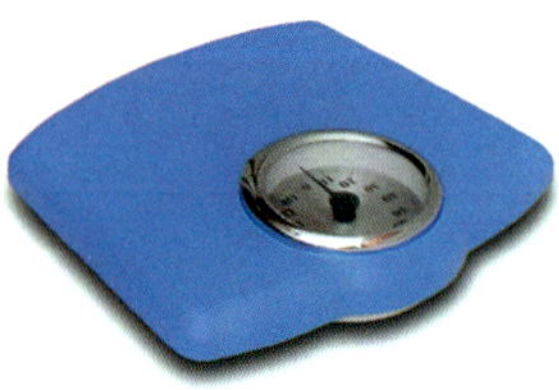

Senken Sie den Blutdruck, Blutfette und Blutzucker

Sie nehmen schon Medikamente. Erfahren Sie mehr auf Seite 107.

Bleiben Sie beweglich und schmerzfrei

Gelenkprobleme? Haben Sie schon mal zwei Kästen Wasser die Treppe hochgetragen? Probieren Sie mal, den ganzen Tag damit rumzulaufen. Abgesehen davon, dass Sie völlig außer Atem kommen: Ihre Gelenke nutzen sich schneller ab und es gibt häufiger Schmerzen. Übergewichtige haben drei Mal so häufig künstliche Hüft- und Kniegelenke. Abnehmen – anstatt beim Orthopäden Spritzen zu bekommen oder ständig Schmerzmittel zu nehmen. Es lohnt sich.

Schützen Sie Blutbahnen, Hirn und Gelenke

Entzündungsbotenstoffe mag Ihr Körper gar nicht. Die werden leider von Ihren Fettzellen massiv ausgeschüttet. Sie greifen die Gefäße an, die Gelenke und das Gehirn. Gewichtsabnahme senkt die schädlichen Entzündungsbotenstoffe.

Geistig fit im Alter

Langzeit-Studien über 30 Jahre zeigen: Übergewicht fördert die Entwicklung von Alzheimer und Demenz. Wahrscheinlich über die Entzündungsfaktoren.[84,85]

Das Krebsrisiko senken

Es ist so verdammt unnötig. 16 % aller Krebsfälle sind die direkte Folge des Übergewichts.[86] Vor allem Brustkrebs, Magenkrebs, Darmkrebs, Prostatakrebs steigen stetig an. Die Fettzellen von übergewichtigen Frauen produzieren Östrogen, selbst nach den Wechseljahren. Dadurch steigt das Brustkrebsrisiko so besonders steil an.

Frauen, die schwanger werden wollen

Das sollte man wissen: Übergewichtige Frauen haben nicht nur öfter Probleme, schwanger zu werden[87], sie bekommen auch häufiger Probleme in der Schwangerschaft. Mehr gefährliche Krämpfe[88], mehr Fehl- und Frühgeburten[89,90]. Frauen, die schwanger werden wollen, sollten ihr Gewicht vorher abbauen und die Vitalstoffspeicher, vor allem Folsäure (Vitamin B9) auffüllen.

Für Oma und Opa

Inkontinenz. Viel zu oft auf Toilette zum Wasserlassen? Unangenehm. Windeln. Übergewichtige entwickeln doppelt so häufig eine Inkontinenz.[91] Lohnt also Abnehmen im Alter? Aber ja: Bei einer Gewichtsabnahme von 8 kg geht in Studien die Inkontinenz um 30 % zurück.[92] Das ist wesentlich effektiver als ein operativer Eingriff.

Mehr Spaß und bessere Laune für Männer

Aus Fettzellen kommt Östrogen. Übergewicht führt zu erniedrigten Testosteronspiegeln.[93] Impotenz, weniger Energie und schlechte Stimmung sind die Folge. Sie wollen mehr Spaß im Leben? Sex satt Ersatzbefriedigung mit Zucker? Dann nehmen Sie ab.

SPECIAL: Hoher Blutdruck, hohe Blutfette, hoher Blutzucker

30 % der Deutschen haben zu hohen Blutdruck. 75 % der Deutschen zwischen 40-60 Jahren haben zu hohe Blutfette und 9 Millionen Diabetiker haben zu hohen Blutzucker. Alles die Folge falscher Ernährung. Deshalb ein kleines Sonderkapitel nur für diese Leser.

Wie bekommt man diese drei Werte in den Griff? Hier die drei wichtigsten Erfolgsfaktoren, die man in Studien sieht:

1. Gewichtsverlust
2. Eine eiweißreiche Ernährung
3. Vitalstoffe: Magnesium, Kalium, Kalzium, Vitamin D, Omega-3, Ballaststoffe, Eiweiß

Die Stoffwechselkur bietet alle drei Erfolgsfaktoren und saniert so den Stoffwechsel. Deswegen berichten so viele Teilnehmer, dass sie Medikamente vermindern oder sogar absetzen konnten.

Die 4 Bs

Ein großer **B**auchumfang erhöht den **B**lutdruck, die **B**lutfette und den **B**lutzucker. Die Fettdepots sind alles andere als inaktive Masse. Aus dem Bauchfett kommen bis zu 30 verschiedene Botenstoffe, die Ihren Stoffwechsel komplett in eine Schieflage bringen und diese Erhöhung verursachen. Je 5 Zentimeter Bauchumfang mehr verdoppeln sich jeweils das Risiko für Diabetes und Herzkreislauferkrankungen.

Erfolgsfaktor 1: Gewichtsabnahme – 3Bs runter

Mit 10 % Gewichtabnahme vermindern Sie bereits die schlechten Bauchfettzellen um 30 %. Das Risiko für Herzinfarkt, Schlaganfall und Diabetes halbiert sich! Blutdruck, Blutfette und Blutzucker fallen. Oft bis in den Normalbereich. Medikamente können reduziert oder sogar abgesetzt werden. Alleine das ist schon eine enorme Lebensverbesserung. Seltener zum Arzt. Weniger Tabletten. Weniger Nebenwirkungen. Das steht Ihnen zu. Ist möglich. Wenn Sie ein Ziel haben.

Bauchumfang	Günstig	Grenzwertig	Ungünstig
Männer	unter 94 cm	94-101 cm	über 102 cm
Frauen	unter 80 cm	80-87 cm	über 88 cm

Erfolgsfaktor 2: Stoffwechselkur Rezepte – 3-Bs runter

Jetzt werden etliche Ärzte und so mancher „Experte“ behaupten, dass allein der Gewichtsverlust für die besseren Blutfette, Blutdruck und Blutzucker verantwortlich ist. Stimmt nicht. Es sind auch die Vitalstoffe und die eiweißreiche Ernährung, die als *unabhängiger Faktor* wirken. Damit können Sie auch nach der Stoffwechselkur die 3Bs weiter erheblich beeinflussen.

Kohlehydrate erhöhen den Blutdruck, den Blutzucker und bestimmte Blutfette. Die Umstellung auf eine eiweißreiche Ernährung senkt den Blutdruck und die Blutfette. Wie man das rausgefunden hat? Indem man Teilnehmer mit vorgefertigten Menüs jeweils 6 Wochen kohlehydratreich, dann 6 Wochen eiweißreich, dann 6 Wochen fettreich (mediterrane

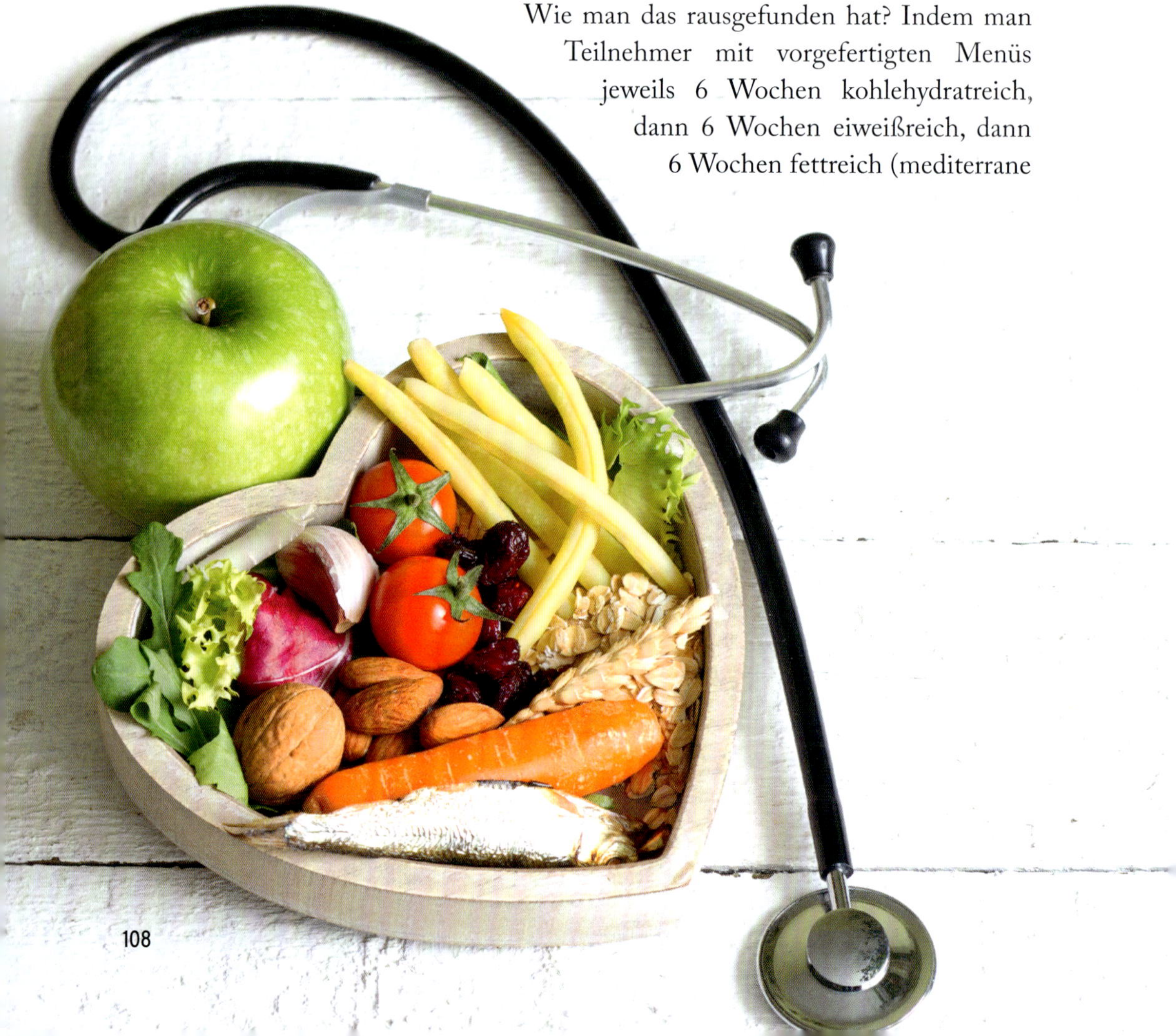

Fette mit Olivenöl, Avocados) essen ließ. Mit der eiweißreichen und mit der fettreichen Ernährung sanken der Blutdruck und die Blutfette.[94]

Auch in der berühmten DASH-Studie[95] fiel der hohe Blutdruck durch mehr Eiweiß und Gemüse von einem mittelhohen Wert in den Normalbereich. Auch ohne Gewichtsabnahme. Verantwortlich dafür ist unter anderem das Mineral Kalium aus dem Gemüse. Die Teilnehmer haben sich den hohen Blutdruck schlicht und ergreifend weggegessen. Zusätzliches Kalium aus Gemüse senkte in 33 Studien den Blutdruck.[96]

Wie sieht ein Stoffwechselkur-Essen nochmal aus? Eiweiß plus kaliumreiches Gemüse. Wenn Sie dann später in der Stabilisierungsphase noch gute Fette wie Olivenöl mit hineinnehmen und weniger Kohlehydrate essen, dann haben Sie schon unglaublich viel gegen Blutdruck, Blutfette und Blutzucker getan.

Mein Tipp: **Probieren Sie möglichst viele, neue, leckere Rezepte aus. Das ist die Basis. Werden Sie routiniert darin, diese ganz schnell zu kochen. Lernen Sie, wo was im Supermarkt steht. Das bedeutet: Mehr Genuss statt Fertiggerichten oder grauem Brot-Alltag. Und es ist kein höherer Zeiteinsatz: „Keine Zeit" und das angebliche „Ich bin Genussmensch" sind nur Ausreden, um nichts zu verändern. Woher haben die Deutschen Zeit, im Durchschnitt 3 Stunden am Tag TV zu schauen? Seien Sie ehrlich mit sich. Zeit ist nicht das Problem.**

Erfolgsfaktor 3: Vitalstoffe senken die 3-Bs

Was ist nun der Anteil der Vitalstoffe an der Verbesserung in der Stoffwechselkur, der über Gewichtsverlust und Ernährungsumstellung hinausgeht?

„Mein Arzt sagt: Vitalstoffe, das wäre alles Quatsch und nichts sei bewiesen." Ärzte haben von Ernährungsforschung leider keine Ahnung. Hunderte von renommierten Wissenschaftlern an weltbekannten Universitäten beschäftigen sich mit der Forschung dazu. Wenn dann ein örtlicher Arzt das mal gerade so vom Tisch wischt, sollte man das auch richtig einordnen. Der Arzt ist in diesem Bereich nicht fortgebildet. Er verschreibt Pharmaprodukte. Das ist sein Fachbereich.

Der Arzt sagt: *„Da gibt es ja keine vernünftigen Studien."* Daher zeige ich Ihnen Meta-Analysen, welche die Vielzahl der einzelnen klinischen Studien dann zu einem Gesamtergebnis zusammenbringen.

Was bringen die Vitalstoffe nun auf der Stoffwechselkur?

Die kontrollierten Studien zu Magnesium, Kalzium, Ballaststoffen, Sojaeiweiß, Omega-3 und Vitamin D sind mehr als interessant.

Studien* zu Blutdruck, Blutfetten, Blutzucker

Magnesium

20 Studien[97]	Magnesium senkt den Blutdruck. Je höher die Dosierungen, desto erheblicher war die Blutdrucksenkung.
9 Studien[98]	Magnesiumzufuhr kann den Nüchternblutzucker bei Diabetikern senken. Bei Nichtdiabetikern kann es die Insulinresistenz verbessern.[99]

Kalzium

40 Studien[100]	Kalzium senkt den Blutdruck.

Ballaststoffe

24 Studien[101]	Ballaststoffe senken den Blutdruck.
28 Studien[102]	Zusätzliche Ballaststoffe als Supplement senken den Blutdruck.
15 Studien[103]	Ballaststoffe senken bei Diabetikern den Blutzucker und den Langzeitblutzuckerwert (HbA1c).
21 Studien[104]	Zusätzliche Ballaststoffe (Flohsamen) senken die Blutfette erheblich.
8 Studien[105]	Zusätzliche Ballaststoffe (Flohsamen) senken LDL-Blutfette um 7 %.
FDA	Die US Food and Drug Administration erlaubt die Aussage (claim), dass Flohsamen das Risiko für Herzkreislauferkrankungen vermindern können.

Sojaeiweiß

23 Studien[106]	Sojaeiweiß, das reich an Isoflavonen ist, senkt die schlechten Blutfette (LDL, Triglyzeride) und hebt das gute Blutfett (HDL) an. Anmerkung: Kalt verarbeitetes Soja-Isolat-Eiweiß hat den höchsten Gehalt an Isoflavonen.
FDA	Die US Food and Drug Administration erlaubt die Aussage (claim), dass Soja-Protein das Risiko von Herzkreislauferkrankungen vermindern kann.[107]

Omega-3

70 Studien[108]	Omega-3-Fette senken hohen Blutdruck.

Vitamin D

29 Studien[109]	Hier geht es nicht um die 4 Bs, sondern um die Folge davon. In einer Gesamtanalyse von 29 Studien nimmt das Risiko, durch Herzkreislauferkrankungen zu sterben, um 35 % ab. Und zwar bei den Teilnehmern mit den höchsten Vitamin-D-Blutwerten.

* In den Metanalysen wurden RCTs (randomized controlled trials) analysiert. Mehr dazu in der Fußnote[110].

„Warum hat mein Arzt mir das nicht gesagt?“ Antwort siehe oben. Das ärztliche Wissen verdoppelt sich alle drei Jahre. Da ist nicht auch noch Platz für die Ernährungsforschung.

Haben Sie einen Arzt, der ganzheitlich behandelt? Und dann sagt der: *„Ich kann Ihnen das nicht verschreiben.“* Unbefriedigende Antwort für den Krankenkassen gewohnten Patienten? Vermutlich folgt dieser Antwort eine zeitraubende, für den Arzt nicht bezahlte Diskussion mit dem Patienten über Eigenverantwortung oder Eigenleistung. Merke: Vitalstoffe sind keine zugelassenen Medikamente. Er kann sie also nicht verschreiben wie Medikamente. Viele Patienten sehen dies nicht ein und verlangen dann etwas, was nichts kostet. Medikamente eben. Schlucken lieber etwas Chemisches, was nichts kostet, was umsonst ist. Mit „umsonst“ kann man ja auch leicht die Symptome wegdrücken. Die Ursachen werden dadurch selten beseitigt. Umsonst halt.

Langfristig denken: Vitalstoffe regulieren Ihren Stoffwechsel jeden Tag

Nicht Pharmaprodukte regulieren Ihren Blutdruck, sondern Vitalstoffe. Viele Patienten und Ärzte sind so medikamentengläubig, dass sie diese einfache Tatsache meist vergessen. Die Natur nutzt Vitalstoffe seit Millionen von Jahren für diese Feinregulation. Vor allem Mineralien – Kalium, Kalzium und Magnesium und Omega-3 regulieren den Blutdruck. Außerdem haben Ballaststoffe einen großen Einfluss.

Bei den Blutfetten sind es vor allem die Ballaststoffe, die das schlechte Cholesterin aus dem Darm mitnehmen. Sojaeiweiß wirkt sich positiv aus. Bei Blutzucker wirken Magnesium und Ballaststoffe regulierend auf den Blutzucker. Alle diese Vitalstoffe sind in der Stoffwechselkur enthalten und arbeiten von der Stoffwechselseite mit daran, die drei 3Bs zu verbessern.

Mein Tipp: Magnesium, Kalzium, Omega-3, Vitamin D und die Ballaststoffe wirken unabhängig von einem Gewichtsverlust und gehören daher zu einer dauerhaften Grundversorgung. Es lohnt also, diese Vitalstoffe und Ballaststoffe nach der Stoffwechselkur weiterzunehmen.

Diabetiker

Fast 10 Millionen Diabetiker gibt es in Deutschland. 300.000 Neudiagnosen kommen jedes Jahr dazu. Sicher kennen Sie auch jemanden mit Diabetes.

Bei hohem Blutzucker „verkleben“ die kleinen Blutgefäße langfristig. Das betrifft alle Gefäße. Auch die in den Augen, Beinen, Nieren, und natürlich auch die zum Herzen. Der Blutzucker muss also möglichst schnell aus der Blutbahn. So viel ist jedem klar. Neu ist: Eine Gewichtsabnahme mit NoCarb & LowCarb kann für viele Diabetiker die Blutzuckerwerte nicht nur kurzfristig, sondern dauerhaft verbessern. Selbst Patienten, die schon jahrelang Insulin spritzen, können häufig mit nur 5–10 % Gewichtsverlust nach Formula-Diäten (Eiweißshakes) die Blutzuckerwerte so dramatisch verbessern, dass sie ihre Medikamente vermindern oder absetzen können. Das hat Prof. Martin vom Westdeutschen Diabetes- und Gesundheitszentrum jüngst gezeigt.[111]

Warum nehmen Diabetiker schlecht ab?

Neu ist auch das Wissen, dass übergewichtige Diabetiker im nüchternen Zustand bis zu 8 Mal mehr Insulin im Blut haben als gesunde Normalgewichtige.[112] Man nennt dies „basale Insulin-Resistenz“. Was ist daran wichtig? Der überhöhte Insulinspiegel ist eine echte Abnehmbremse. Viele Diabetiker können kaum abnehmen, selbst wenn sie wenig essen. Denn die Fettzellen öffnen sich nur, wenn der Insulinspiegel flach ist. Der basale Insulinspiegel sinkt jedoch nur auf einer NoCarb- oder LowCarb-Diät ab. Schon in der ersten Woche NoCarb sinkt er bei vielen in den normalen Bereich ab. Dadurch ist der Weg frei, endlich Fett abzubauen. Viele können dann 20–30 Kilo mit Leichtigkeit abnehmen. NoCarb oder LowCarb ist also für Diabetiker ideal, um Fett abzubauen.

Wichtig: Die Zusammenarbeit mit dem Arzt

Sie müssen die Stoffwechselkur, wenn Sie Antidiabetika einnehmen, bitte unbedingt mit Ihrem Arzt abstimmen! Wer Insulin spritzt oder andere Antidiabetika einnimmt, die zu einer Steigerung der Insulinfreisetzung aus der Bauchspeicheldrüse führen, kann sonst in eine Unterzuckerung kommen. Zu diesen Medikamenten zählen Sulfonylharnstoffe (z. B. die Wirkstoffe Glibenclamid und Glimepirid) und Glinide, die aber nur noch selten eingesetzt werden. Sulfonylharnstoff kann bis zu 72 Stunden im Blut wirksam sein, sodass der Blutzucker auch nach Absetzen noch länger abfallen kann, und dies führt zur Unterzuckerung.

Die Insulindosis muss meist deutlich verringert werden. Ein Beispiel: In Studien mit Formula-Diäten sank der tägliche Insulinbedarf von 147 auf 91 IE. Nach 12 Wochen sogar auf 65 IE.[113] Es ist daher wichtig, dass Sie mit Ihrem Arzt besprechen, wie Sie die Medikamente anpassen oder gegen andere austauschen können, damit diese nicht zur Unterzuckerung führen.

Wenn Sie Insulin spritzen oder obige Medikamente nehmen, sollten Sie ein Blutzucker-Tagesprofil machen. Jeweils eine halbe Stunde vor dem Essen und dann

1½–2 Stunden nach dem Essen; zum Frühstück, Mittagessen, Abendessen und vor dem Schlafengehen. Machen Sie dieses Profil am Tag 0 und am Tag 2, Tag 7, Tag 14 und Tag 28 und schreiben Sie die Werte in einer Tabelle auf. Sie werden überrascht sein, wie gut Ihre Werte werden, und dass Sie die Medikamente in Zusammenarbeit mit Ihrem Arzt oft zügig vermindern können.

Dick durch Insulin

Leider wird in Deutschland viel zu früh und viel zu häufig Insulin verschrieben, da dies außerhalb des Arzneimittelbudgets läuft. Es fällt Ärzten deshalb leichter, Insulin zu rezeptieren. In Deutschland wird Insulin doppelt so häufig eingesetzt wie in Österreich oder Frankreich. Das hemmt die Patienten, eigenverantwortlich zu handeln. Nach dem Motto: Eher spritzen statt zu essen bzw. das Gewicht zu reduzieren. Wichtiger noch: Durch zusätzliches Insulin nehmen viele Patienten erst recht an Gewicht zu, denn es zirkuliert nun ständig zu viel Insulin im Blut. Eine Einbahnstraße in Richtung Fettzelle. Die Folge: Fettzellen können kaum Energie in umgekehrter Richtung freisetzen. Prof. Martin beschreibt diesen Mechanismus als einen der größten Fehler in der Behandlung von Patienten in frühen Diabetes-Stadien.[114]

Laut den Richtlinien der Deutschen Diabetes Gesellschaft steht die Ernährungstherapie vor dem Einsatz von Insulin und Antidiabetika und sollte bei jedem Arztbesuch besprochen werden. Aber findet das statt in der Arztpraxis? Ihr Arzt sollte laut den Richtlinien bereit sein, Sie bei einem Abnehmprogramm zu begleiten. Sollte das nicht der Fall sein, wechseln Sie den Arzt. Ihre Gesundheit und Lebenszeit sind zu kostbar.

Schwarmintelligenz – die Entwicklung eines Abnehm-Konzepts

Die Geschichte der Stoffwechselkur

Ein kleines, ziemlich banales Büchlein brachte den Stein ins Rollen: Die hCG-Diät. Im Kern erzählte es von Dr. Simeons, der in den 50er Jahren, entgegen allen gängigen Theorien und mit erstaunlicher Weitsicht und Erfolg, eine kohlehydratfreie, eiweißbasierte Niedrig-Kalorien-Diät mit einem hCG-Hormon kombinierte.

Die Story wurde seither oft erfolgsträchtig verpackt, als „DAS Diät-Geheimnis der Schönen und Reichen". Oder als „Ein Geheimnis, das nur wenigen Ärzten bekannt ist und nur in exklusiven und diskreten Privatkliniken in Rom, Genf, Marbella in teuren Spezialkuren angewandt wird."[115] Natürlich gibt es solche Geheimnisse nicht. HCG wurde in den 70er Jahren bereits in großen wissenschaftlichen Studien getestet. Ein Schuss Verschwörung. Etwas Glitter. Etwas Gala. Kurzweilig. Das ist gut für die Auflage. Immer mehr HCG-Bücher fluteten den Buchmarkt.

Zwei unterschiedliche Konzepte

Anfänglich wurde die Stoffwechselkur mit der hCG-Diät verwechselt. Dies sind aber zwei komplett verschiedene Konzepte. Die hCG-Diät ist im Kern eine

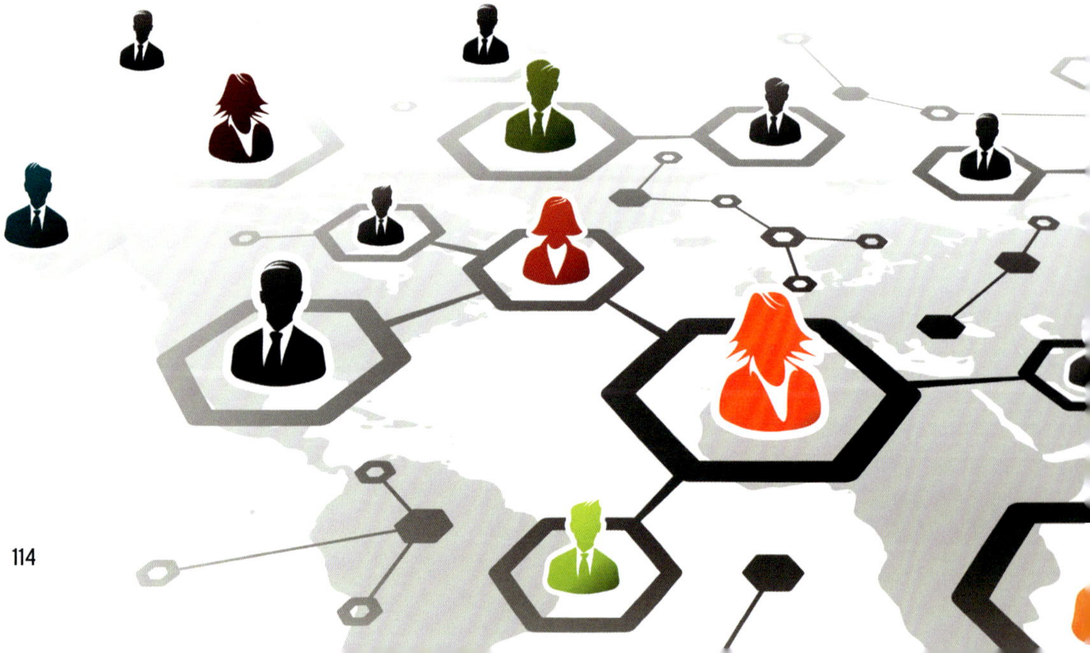

Niedrig-Kalorien-Diät. Bei nur noch 700 Kalorien sind Mangelerscheinungen, Muskelverlust und Jo-Jo-Effekt vorprogrammiert! Weil der Körper nicht ausreichend mit essentiellen Nährstoffen versorgt wird. Die Kombination von hCG als Aktivator mit einer Grundversorgung aus Vitalstoffen, Omega-3 und Eiweiß führte zu etwas komplett Neuem: der vitalstoffbasierten Stoffwechselkur mit homöopathischer Unterstützung. Dies wurde zu einem der erfolgreichsten Abnehmprogramme überhaupt.

Test im Netzwerk

Die Stoffwechselkur hat sich durch die gesammelten Feedbacks der Abnehmenden innerhalb eines Netzwerks entwickelt. Dieses Netzwerk ist über Partner, Freundschaften, Bekanntschaften, Facebook-Gruppen, Meetings und eine ständige Feedback-Kultur eng geschäftlich und privat miteinander im Austausch. In einer Art „Feldversuch" führte dies zur Entwicklung der heutigen Stoffwechselkur. Der Prozess, wie Erkenntnisse gewonnen wurden, ist dabei interessant.

Wie ein Feedbacksystem die Stoffwechselkur entwickelt

Kommentare, Verbesserungsvorschläge, Geschichten, praktische Tipps kamen zu Tausenden. Nach und nach entstand eine praktikable Kur. Diese Art von kollektiver, vernetzter Intelligenz wird als Schwarmintelligenz bezeichnet. In diesem Prozess werden dezentral verstreutes Wissen und Erfahrungen gesammelt und neu strukturiert in ein Gesamtkonzept überführt. Wikipedia ist ein Beispiel für diese Schwarmintelligenz. Sie ist ein relativ neues Phänomen, das erst durch die Vernetzung in sozialen Medien und dem Internet entstehen konnte.

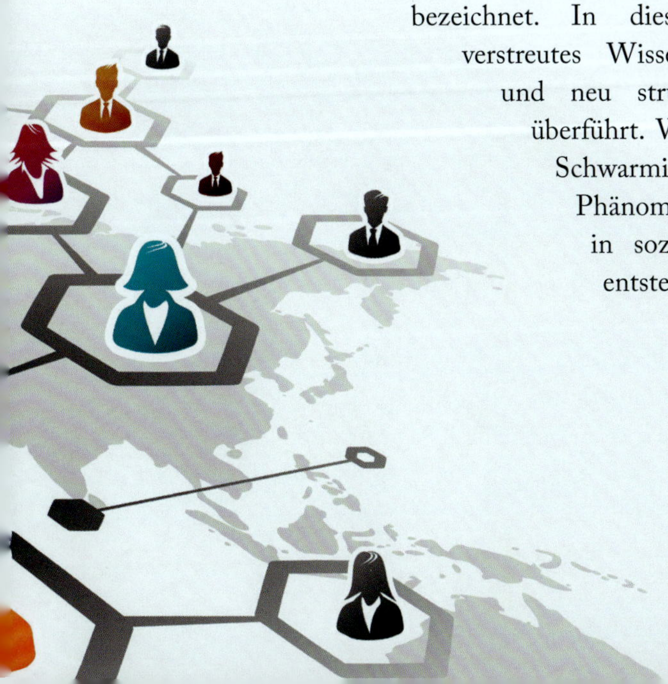

Wie funktioniert Schwarmintelligenz?

Um Schwarmintelligenz wirklich zu nutzen, ist die konsensbasierte Entscheidungsfindung wichtig. Wir könnten davon alle mehr gebrauchen: In der Politik, am Arbeitsplatz oder bei Produkten, die die Industrie uns anbietet.

Was bedeutet das für die Stoffwechselkur? Keine Einzelansichten setzen sich durch, sondern auf Facebook gab es Tausende Kommentare und Diskussionen zur Stoffwechselkur, bevor wieder eine neue Erkenntnis umgesetzt wurde. Feedbackkultur ist der Vorteil von Netzwerken. Dieser Prozess wurde auf die Stoffwechselkur angewendet. Diesen Prozess finde ich absolut faszinierend.

Stoffwechselkur – ein ganzheitliches Konzept

So veränderte sich die Stoffwechselkur mit der Anwendung durch die Konsumenten. Wurde verfeinert. Alltagstauglich gemacht. Für jeden anwendbar. Egal ob alt. Jung. Sportler. Diabetiker. Stark übergewichtig.

Anfänglich hing man noch stark am Ur-Konzept der hCG-Kur. Man sah Jo-Jo-Effekte im Team, da nicht immer die richtigen Nährstoff-Komponenten und auch zu wenig Eiweiß eingesetzt wurden. In Interviews, meinem Eiweißbuch und der Einladung zu deutschlandweiten Vorträgen mit Tausenden Teilnehmern habe ich die Stoffwechselkur mitprägen dürfen. Zusätzliches Eiweiß wurde fester Bestandteil der Kur. Tatsächlich bedeutet zusätzlich nicht viel Eiweiß, sondern es wird die absolute Menge des Eiweiß auf der Stoffwechselkur konstant gehalten, damit die Körperzellmasse erhalten werden kann. Konstant wie die Eiweißzufuhr bei normaler Ernährung. Wenn man auf 600-800 Kalorien runtergeht, bekommt man für 1400 Kalorien weniger Eiweiß aus Lebensmitteln. Auf der Stoffwechselkur ergänzt man nun dieses Eiweiß, das durch andere Lebensmittel wegfällt. Letztlich also konstant.

Andere Neuerungen durch Schwarmintelligenz: Die Beobachtung von Stoffwechslern, dass OPC die Haut strafft. Niemand möchte Hautfalten nach dem Abnehmen haben. Studien zu OPC zeigen, dass OPC direkt an die Kollagen- und Elastinfasern andockt und diese verstärkt.

Die vielen Heilpraktiker im Netzwerk wiesen auf Entgiftungsmechanismen mit Schwefel und Mineralien/Spurenelementen hin. Und auf die basischen Mineralien, um eine Übersäuerung als Abnehmbremse zu vermeiden. Auch zur Freisetzung von Schadstoffen gibt es Studien, und die Bindung von Schadstoffen an Mineralien ist lange bekannt.

Zusätzlich wurde die ganzheitliche Sichtweise der Darmsanierung, probiotischen Bakterien und der Ballaststoffe eingebracht. Und tatsächlich stimmen diese Feedbacks genau mit der wissenschaftlichen Forschung zu Ballaststoffen überein.

Die Stoffwechsler bemerkten eine ungewöhnlich gute Stimmung und stabile Psyche in der Stoffwechselkur. Auch das lässt sich in Vitamin- und Omega-3 Studien genau nachvollziehen.

Das Empfehlungssystem als Erfolgskontrolle

Das ganzheitliche Konzept der Stoffwechselkur entwickelte sich durch systematisches Auswerten. Gelebte Praxiserfahrung. Die Stoffwechselkur ist entstanden durch die Schwarmintelligenz, also durch Feedbacks, über das was funktioniert und was nicht. Einige Verbraucher machen die Stoffwechselkur inzwischen, ohne Kalorien zu reduzieren. Einfach, um den Stoffwechsel zu sanieren. Um sich fit zu fühlen.

Die Stoffwechselkur verbreitet sich ohne Werbung. Ohne Anzeigen. Ohne Internetauftritt. Nur durch zufriedene Kunden. Durch persönliche Weiterempfehlungen. Das bedeutet: Kundenzufriedenheit und Erfolg sind die Basis der Kur. *Um empfohlen zu werden, muss man ja erst einmal empfehlenswert sein.*

Vergleichen Sie dies einmal mit zwei anderen Vertriebskonzepten im Bereich Diät:

Produktmarketing – Firma X drückt ein billiges minderwertiges Sojaprotein, das auch noch Zucker enthält, mithilfe hoher Werbeetats, PR-Kampagnen und guten Regalplatzierungen in die Apotheken. Es wird gekauft, aber kaum jemand wird es weiterempfehlen, weil die Ergebnisse nicht überzeugen. Das ganze Konzept hier basiert nur auf Eiweiß und ist wenig durchdacht.

Buchmarketing – Autor XY bastelt mit einem Verlag an einem Erfolgskonzept für eine neue Modediät. Die Kohlsuppen-Diät. Die Apfeldiät. XY-Balance Diät. PR-Kampagnen durch die Presseabteilung des Verlages. Illustrierte nehmen die neueste Diät als trendig auf. Maximale Lebensdauer dieser Diäten: 2–3 Jahre. Dann haben zu viele Konsumenten schlechte Erfahrungen damit gemacht. Was Verlage nicht daran hindert, die nächste „Promi-und-Erfolgs-Diät“ auf den Markt zu werfen. Bis zur nächsten.

Das Problem beider Konzepte: Weder Produktkäufer noch Leser werden für Feedbacks mit den Produzenten und den Verlagen vernetzt. Kein Austausch. Keine Erfolgskontrolle. Keine Verbesserung der Schwachpunkte. Verstehen Sie nun das explosiv Neue an der Entwicklung der Stoffwechselkur?

Kurzanleitung: Ablauf der Stoffwechselkur

1. Ladetage – zwei „fette" Tage

Die Stoffwechselkur beginnt ungewöhnlich mit zwei „All you can eat"-Ladetagen. Vor allem fettig soll's sein: Sahnetorten, Croissants, Nüsse, Avocados, Sahne-Soßen, Schokolade und worauf Sie sonst Lust haben. Man nimmt an, der Stoffwechsel und die Fettverbrennung werden dadurch hochgefahren. In Studien lässt sich das nicht verifizieren.

Das Gute ist, Sie essen alles aus den Schränken weg, was dort die nächsten Wochen nicht hingehört. Viele sind in zwei Tagen so dermaßen überfressen, dass sie sich nach der Kur sehnen. Wie eine Stopfgans oder am zweiten Weihnachtstag. Man könnte auch sagen: Es ist wie ein Junggesellen-Abschied vor der Diät. Inzwischen gibt es sogar Lade-Partys. Absoluter Kult. Die Leute lieben es …

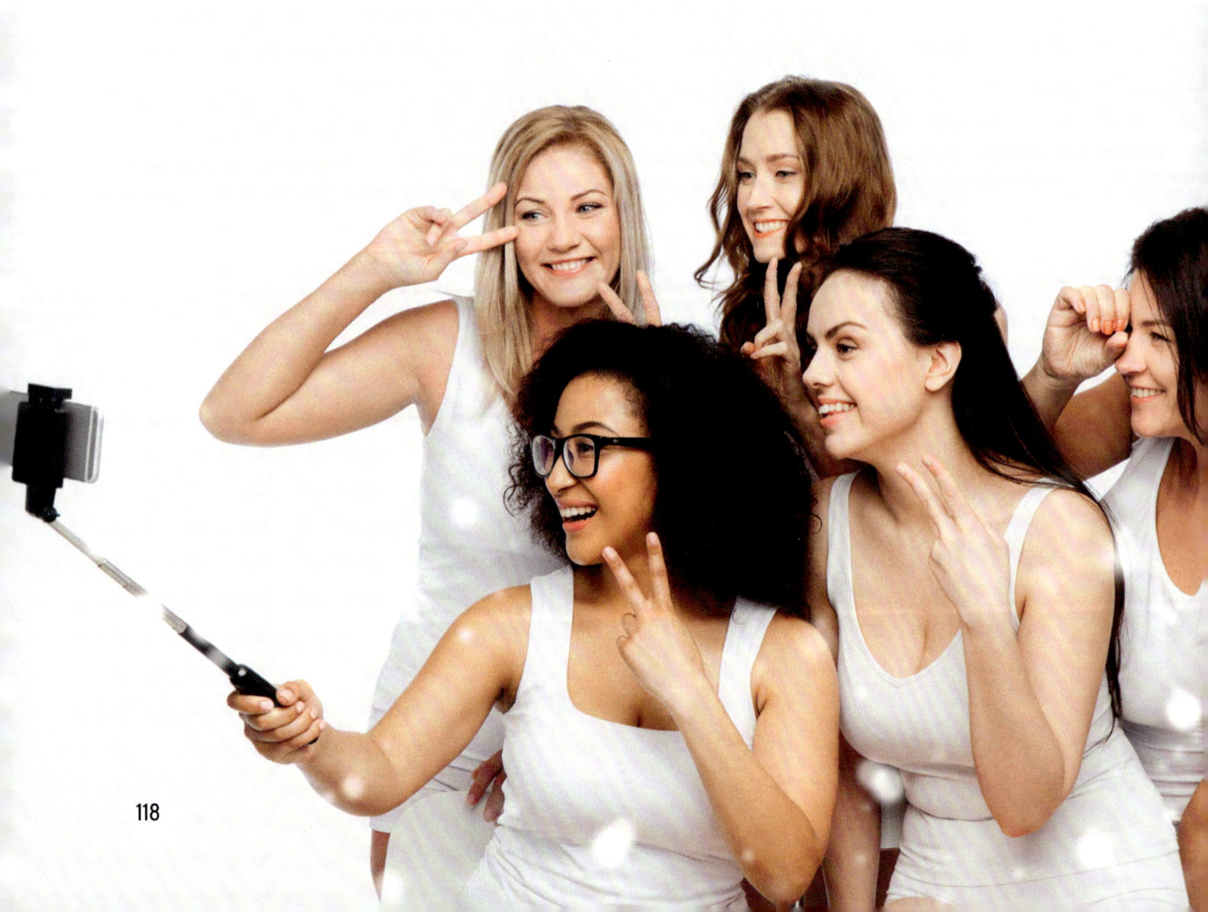

Wichtig: Ihr Foto – Ihre stärkste Motivation

Nichts motiviert mehr zur Veränderung als die Realität eines Fotos. Es ist der Super-Motivator überhaupt. Die Moppelzonen sollen weg. So möchte man sich nicht sehen. Deswegen vermeidet man auch gern, sich fotografieren zu lassen. Dabei ist es so wichtig sich zu sehen, so wie wir sind. Sie können das Foto zwischendurch auf Ihrem Handy anschauen, wenn Sie einmal das Ziel aus dem Blick verloren haben. Kleben Sie es direkt an die größte Versuchung – den Kühlschrank.

Sie können sich nicht den Luftsprung vorstellen, den Sie vor Stolz machen werden, wenn Sie diese Fotos mit Ihren Nachher-Fotos in einigen Wochen vergleichen. Bitte gönnen Sie sich dieses Hochgefühl!!

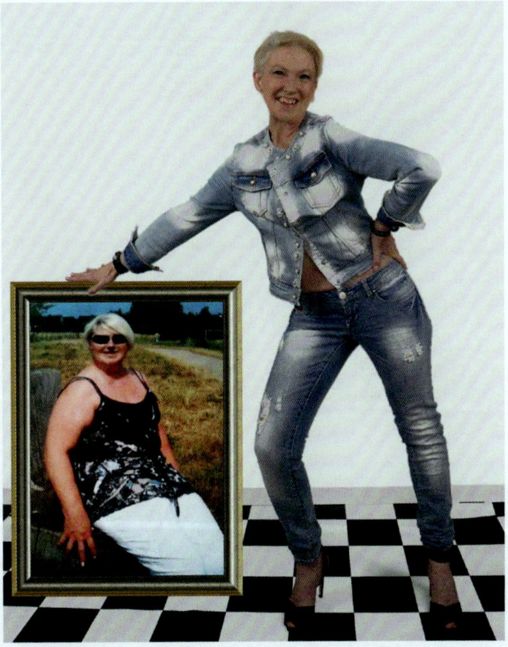

Heike S., 63 Jahre jung und wieder voller Energie. Von 90 kg auf 60 kg, bzw. von Kleidergröße 48 auf 36.

Mein Tipp: **Sie möchten mehr Vorher-Nachher-Fotos mit Geschichte sehen? Den Stolz nachempfinden? Dann geben Sie in Google Folgendes ein: Gabi Steiner, Facebook, Teamkochbuch, stolz.**

Das Foto ist ein integraler Bestandteil der Stoffwechselkur

Ich könnte Ihnen jetzt hier alle möglichen schlauen Motivationstipps, Meditationen und Psycho-Tricks anbieten. Das ist aber alles nichts gegen Ihr eigenes Foto. Hier steckt schon alles drin! Bitte, verzichten Sie nicht auf diese wirklich mächtige Motivation.

Fotografieren Sie sich bitte gleich ***jetzt*** *mit Ihrem Handy.*
Bitte angezogen: Vorne, Seite, Rücken und das Gesicht.

2. Die Fettverbrennungsphase
No Carb – High Protein

Mit 3 Phasen zum Erfolg

Phase 1
(2 Ladetage,
mind. 21 Tage)
Fettverbrennungsphase

→

Phase 2
(3 Wochen)
Stabilisierungsphase

→

Phase 3
(6 Monate)
Sanierungs- und Orientierungsphase: Stoffwechsel sanieren & weiter entschlacken

Stoffwechselkur

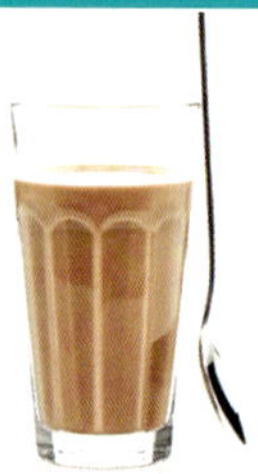

Vitalstoffe + Ballaststoffe + Eiweiß

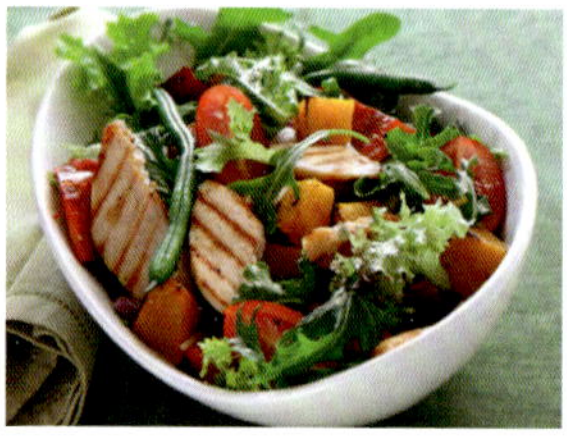

Salat
Eiweiß

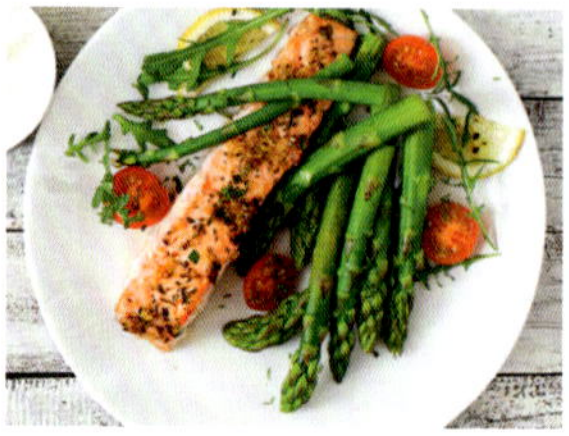

Gemüse
Eiweiß

Mindestens 21 Tage sollten Sie die Kur machen. In dieser Zeit stellt sich Ihr Stoffwechsel auf reine Fettverbrennung um und wird saniert. Das Hungerzentrum beruhigt sich und die Lust auf Kohlehydrate lässt nach. Da viele sich so wohl fühlen auf der Kur und ausreichend Produkte vorrätig haben, mache ich mit meinen Klienten eine 4 Wochen Fettverbrennungsphase. Daher der Titel des Buchs. Tatsächlich ist es ja eine die *X-Tage Stoffwechselkur*, denn die Ziele, also wie viele Kilos jemand abnehmen möchte, sind ja sehr unterschiedlich.

- **Die Ernährung:** In dieser Phase dürfen Sie ausgewogen, gesund und lecker essen. Sie tauschen lediglich zucker-, kohlehydrat- und fetthaltige Lebensmittel sowie Alkohol gegen eiweißreiches Fleisch, Fisch, Gemüse, Salate und etwas Obst aus. Sie essen einfach 2 Mahlzeiten am Tag mit Eiweiß (Fleisch, Fisch, Eier, Tofu) und Gemüse/Salat. Das ist einfach und merkfähig.

- **Niedrig kalorisch:** Sie essen 600–800 Kalorien pro Tag. Der Rest der Energie kommt aus Ihren Fettzellen. Dafür sind sie ja da. Sie haben dadurch keinen Hunger.

- **Ein bis zwei Shakes mit Eiweiß & Vitalstoffen:** Weniger Kalorien, das bedeutet auch weniger Vitalstoffe. Daher ist es wichtig, diese zu ergänzen. Die Vitalstoffe in der Kur sind so zusammengestellt, dass niedrige Vitalstoffdepots aufgefüllt werden und damit Ihr Stoffwechsel saniert wird. Ein Shake ersetzt das Frühstück.

- **Nur wer satt ist, kann abnehmen!** Ob ein zweiter Shake eingesetzt wird, richtet sich immer nach Ihrem Hungergefühl. Bitte halten Sie nie eventuell aufkommenden Hunger aus. Gerade bei Übergewichtigen kann das Hungerzentrum anfänglich noch dereguliert sein. Ich schlage dann immer einen zweiten Shake oder eine eiweißreiche Zwischenmahlzeit vor. Von Obst als Zwischenmahlzeit rate ich eher ab. Obst hat viel Zucker und kann Sie leicht aus der reinen Fettverbrennung rausschmeißen. (Mehr Details zu Obst Seite 139)

- **Mehr Bewegung. Der Schrittzähler:** Diese Phase der Stoffwechselkur funktioniert ohne neu aufzunehmende Sportaktivitäten. *„Puhhh …“* Die meisten atmen nun auf. Bringen Sie auf alle Fälle schon jetzt mehr Bewegung in Ihr Leben. Kaufen Sie im Internet einen Schrittzähler. Gehen Sie mehr zu Fuß. 10.000 Schritte sollen es täglich sein.

3. Stabilisierungsphase (3 Wochen) Low Carb – High Protein

In dieser Phase stabilisieren Sie Ihre Ergebnisse und aktivieren den Stoffwechsel.

- **Sie steigern die Kalorien langsam:** Der Körper braucht etwas Zeit, um wieder mehr zu verbrennen. Über 3 Wochen steigern Sie Schritt für Schritt die Energiemenge von 600–800 Kalorien auf Ihre normale Kalorienzahl.

- **Waage zur Kontrolle:** In dieser Phase bitte täglich wiegen. Steigt Ihr Gewicht um mehr als ein Kilo an, dann legen Sie einen Eiweißtag ein und steigern Sie danach die Kalorien etwas langsamer.

- **High Protein:** Die eiweißreichen Lebensmittel bleiben in der täglichen Ernährung. Fleisch, Fisch oder vegan. Jetzt ohne Mengenbegrenzung.

- **Low Carb:** Einige komplexe langsame Kohlehydrate kommen jetzt wieder dazu: Vollkornbrot, eiweißreiche Linsen und Bohnen.

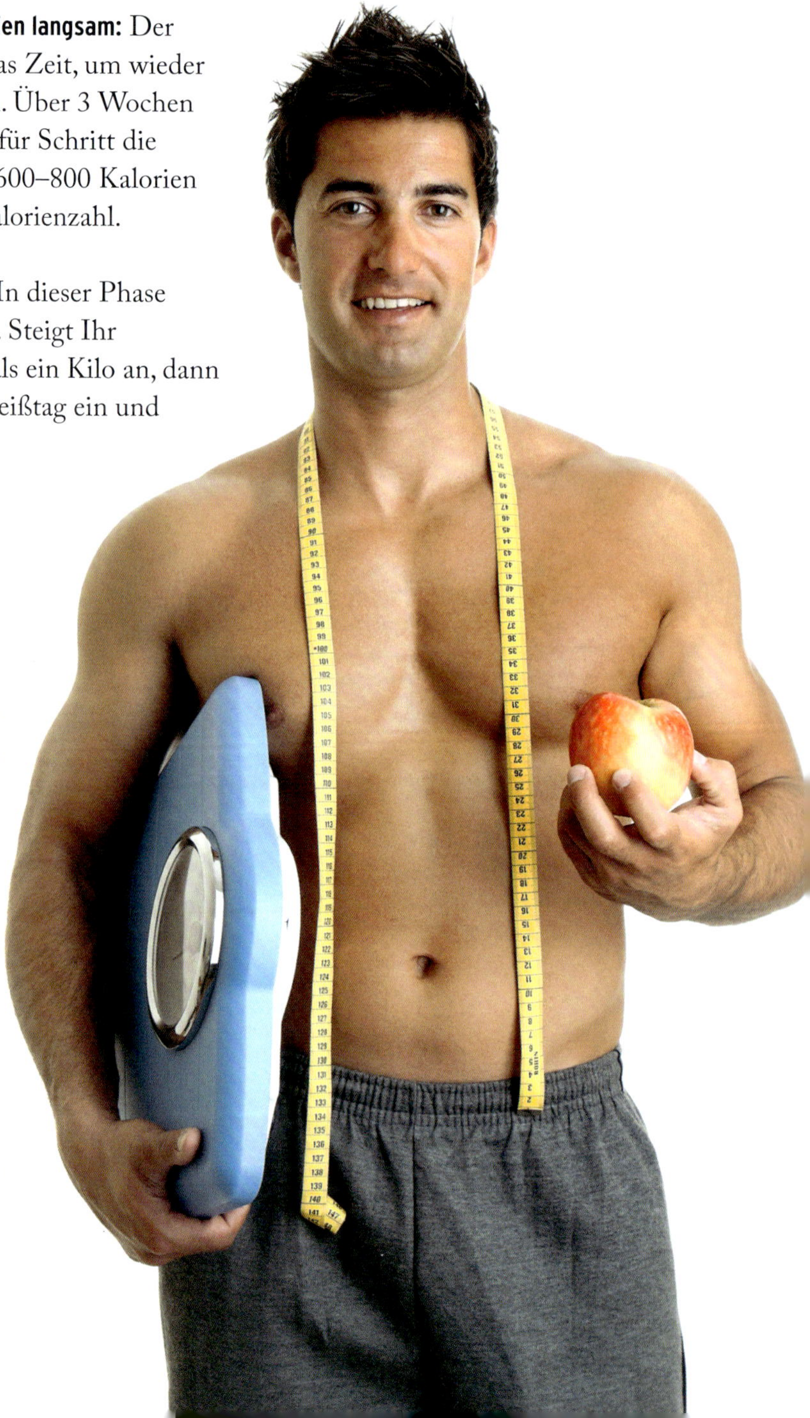

Beilagen wie Kartoffeln, Reis, Nudeln und Brot bleiben noch außen vor. Vermeiden Sie Stoffwechselmüll: Zuckerreiche Lebensmittel. Sie werden in dieser Phase merken, dass Ihre Lust auf Kohlehydrate deutlich nachgelassen hat. Das Gehirn und Hungerzentrum hat sich verändert. Für viele die erstaunlichste Erfahrung auf der Kur.

- **Fett:** Sie können nun auch wieder gesunde Öle verwenden. Olivenöl, Rapsöl, Leinöl. Fetthaltige Avocado und Nüsse machen satt. Nüsse bitte nicht mehr als eine halbe Hand voll.

- **Ein Eiweiß-Vitalstoff-Ballaststoff-Shake zum Frühstück:** So vermindern Sie die Kalorien, sanieren den Stoffwechsel und entgiften weiter mit Vitalstoffen. Ballaststoffe halten Sie weiter satt. Die Vitalstoff-Ergänzung ist wichtig, denn Sie sind noch nicht auf der vollen Kalorienzahl. OPC für Haut und Bindegewebe sollten vor allem von Frauen, wegen der besonderen Anforderungen des Bindegewebes, unbedingt weitergenommen werden.

- **Omega-3- & Vitamin-D-Mangel:** weiter beheben.

- **Sport & Bewegung:** In dieser Phase mit Sport zur Stabilisierung beginnen. Sie sind jetzt beweglicher. Die Gelenke sind entlastet. Viele trauen sich jetzt überhaupt erst in ein Sportstudio.

- **Sprechen Sie über Ihren Erfolg:** Je mehr Sie mit anderen über Ihre Erfolge und die Ernährung sprechen, desto besser können Sie dranbleiben. Zeigen Sie Ihre Vorher-Fotos. Seien Sie stolz auf sich. Helfen Sie anderen und Sie helfen sich selbst enorm weiter. Das ist ein ganz wesentlicher Motivationsfaktor in dieser Phase. Sie brauchen keine schlauen Motivationsbücher. Sprechen Sie einfach über sich.

4. Sanierungs- und Orientierungsphase (6 Monate)

- **Vitalstoffdepots weiter auffüllen für mehr Energie und Leistungskraft.** Die Vitamin-D-, Magnesium- und Omega-3-Blutspiegel steigen langsam über mehrere Monate an. Den Stoffwechsel weiter zu sanieren macht Sinn. Das macht sie immer leistungsfähiger. Vitamin-D- und Omega-3-Bluttest machen, um zu sehen, wo man steht. (mehr dazu Seite 62)

- **Die Haut/das Bindegewebe:** Fett weg, Haut schlaff. Das ist nicht nötig. Eiweiß, Zink, Vitamin C, OPC sind alle wichtig für den Hautaufbau. Je nachdem, wie viel Gewicht Sie verloren haben, ist es notwendig, nun dafür zu sorgen, dass die Haut sich wieder optimal strafft. (mehr dazu Seite 64)

- **Gezielte Stoffwechsel-Unterstützung:** Einige haben besondere Schwachzonen, die sie weiter sanieren möchten. Sie möchten zum Beispiel Ihre Gelenke verbessern, den Blutdruck weiter senken, oder den Darm weiter sanieren.

- **Sport und Bewegung**. Behalten Sie Ihre 10.000er Schrittzahl bei. Fangen Sie mit Sport an. Mehr Muskeln bedeutet bessere Fettverbrennung. So halten Sie Ihr Gewicht langfristig.

- **6+1 – ein Eiweißtag pro Woche:** Das spart 1.200 Kalorien pro Woche. Setzen sie diesen einmal pro Woche ein oder immer dann, wenn mal ein Kilogramm mehr auf der Waage ist.

- **Ernährung:** Viel Eiweiß, wenig schnelle Kohlehydrate (siehe Kapitel 2 und 3).

- **Orientieren:** Lesen Sie mehr über Gesundheit, Ernährung, Vitalstoffe und positive Lebenseinstellung. Entrümpeln Sie Ihr Leben auf jeder Ebene. Nehmen Sie sich wieder Zeit für sich. Für die wichtigen Dinge im Leben. Abnehmen ist nur der erste Schritt auf einem Weg zu mehr Vitalität, Gesundheit und Lebensfreude. Sie haben nur einen Körper und die Lebenszeit ist endlich.

Kurzanleitung: Vitalstoffe & Eiweiß

Wer die Kalorien halbiert, bekommt auch nur die Hälfte der Vitalstoffe & des Eiweißes über die normalen Mahlzeiten. Wenn überhaupt. Diese müssen also ergänzt werden. Das leuchtet jedem sofort ein. Die vitalstoffdichten Shakes mit den Ballaststoffen sind ein sättigender Mahlzeitenersatz.

Die 4-Wochen-Stoffwechselkur

Eiweiß	**Aktivator**	**Vitalstoffe**	**Ernährung**
↓	↓	↓	↓
satt, zufrieden, leistungsfähig, Muskelerhalt	unterstützt die Fett-verbrennung	nähren, aktivieren, entgiften, straffen	Eiweiß und Gemüse

Endlich schlank und leistungsfähig

Eingesetzte Vitalstoffe & Eiweiß

- **Ein biologisch hochwertiges Eiweiß:** Schickt ein Sättigungssignal ans Gehirn, vermeidet Muskelverlust, wirkt gegen den Jo-Jo-Effekt und ist wichtig für die Produktion von Glücksbotenstoffen. (Details siehe Seite 37)

- **Ballaststoffe:** Diese quellen im Magen auf und machen nachhaltig satt. Sie sanieren den Darm. (Details siehe Seite 70)

- **Vitamine, Mineralien, Spurenelemente:** Diese sind lebensnotwenig. Sie aktivieren den Stoffwechsel, halten Sie leistungsfähig und stabilisieren die Psyche. (Details siehe Seite 51)

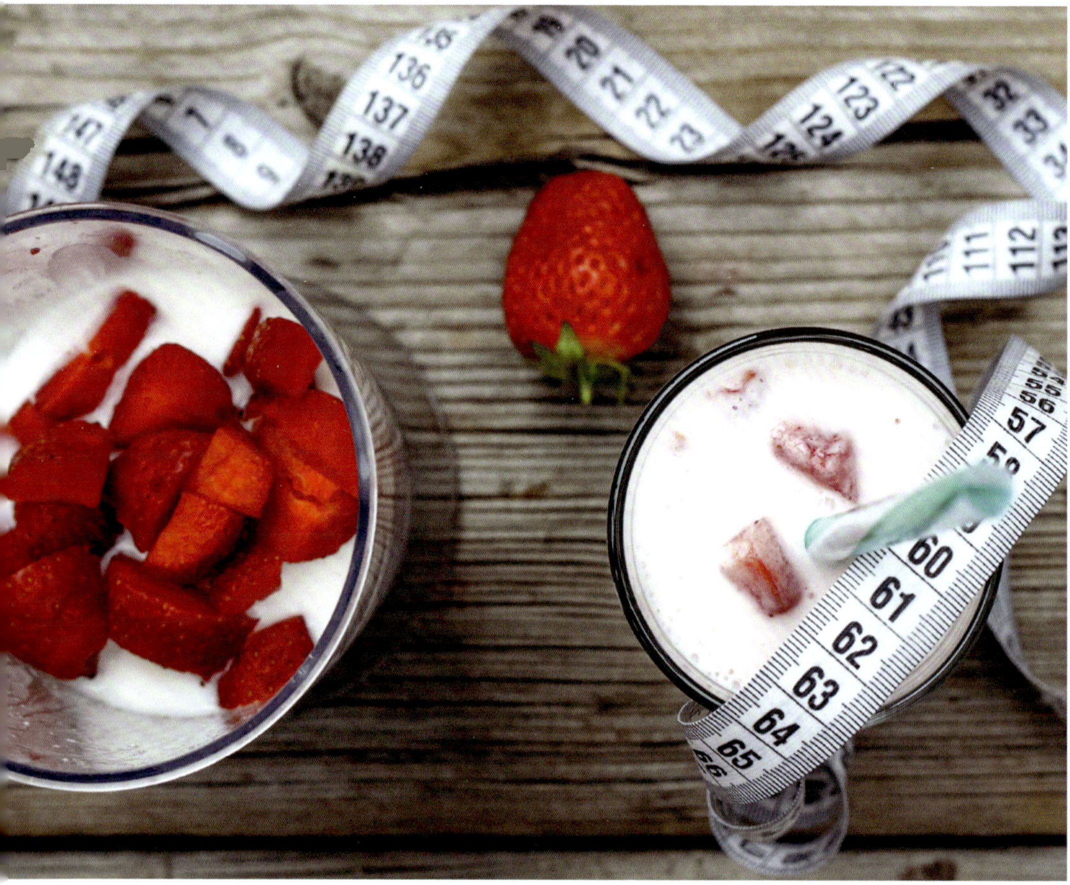

- **Omega-3 + Vitamin D:** Beide sind lebensnotwendig. Kaum jemand erreicht die empfohlenen Blutwerte. Beide wirken unter anderem stark stimmungsaufhellend. (Details siehe Seite 53 und Seite 61)

- **OPC:** Kann den Hautkollagenaufbau stimulieren. So kann sich Bindegewebe und die Haut nach dem Fettverlust verbessern. (Details siehe Seite 65)

- **Schwefel:** Wirkt entgiftend und bindet verschiedene Schadstoffe, die aus den Fettzellen freigesetzt werden. (Details siehe Seite 79)

Weitere Vitalstoffe können je nach dem besonderen Bedarf des Einzelnen zugefügt werden.

Die Fettverbrennungsphase
No Carb – High Protein

Ein typischer Plan sähe so aus:

- **Ein Shake für die Grundversorgung, Sättigung und Darmsanierung:** Dieser sollte Vitamine, Mineralien, Spurenelemente, Ballaststoffe, antioxidative Pflanzenstoffe und probiotische Bakterien enthalten.
- **20 g hochwertiges Eiweiß:** Eine Kombination aus kaltverarbeitetem Molke-Isolat, Milch-Isolat und Soja-Isolat mit hoher biologischer Wertigkeit.
- **Detox:** Entgiften und entsäuern mit MSM-Schwefel.
- **Hautverbesserung und Zellschutz:** OPC für den Kollagenaufbau von Bindegewebe und Haut.
- **Mangel beheben:** Ein hochdosiertes, unter Vakuum destilliertes Omega-3, mit natürlichem Vitamin E und Vitamin D.

Morgens	Ein Shake für die Grundversorgung, Sättigung und Darmsanierung kombiniert mit 20 g hochwertigem Eiweiß.	• MSM-Schwefel • OPC • Tee/Kaffee
Mittags	Eiweiß (120 g Fleisch, Fisch, Tofu) und Gemüse.	Hochdosiertes Omega-3 + Vitamin D: Für beste Aufnahme bitte zur Hauptmahlzeit.
Nachmittags	Bei Bedarf: ein zusätzlicher eiweißreicher Snack z.B. ein Magerquark mit Himbeeren oder ein zweiter Vitalstoff-Ballaststoff-Eiweiß-Shake.	
Abends	Eiweiß (120 g Fleisch, Fisch, Tofu) und Gemüse/Salat.	

Stabilisierungsphase (3 Wochen)
Low Carb – High Protein

Ein typischer Plan sähe so aus:

Grundversorgung: Ein Eiweiß-Ballaststoff-Vitamin-Mineralien-Shake mit probiotischen Bakterien zum Frühstück. So wird der Stoffwechsel und Darm weiter saniert.

Entsäuern: Sie entsäuern weiter mit basischen Mineralien wie Magnesium und Kalzium.

Mangel sanieren: Den Omega-3 und Vitamin-D-Mangel ausgleichen.
Hautstraffung: OPC kann den Kollagenaufbau von Haut und Bindegewebe weiter verbessern.

Kohlehydratblocker: Ein Amylase-Blocker sollte nach kohlehydratreichen Mahlzeiten eingesetzt werden. (siehe Seite 96)

Morgens	Ein Shake für die Grundversorgung und weitere Sanierung des Stoffwechsels und Darms kombiniert mit 20 g hochwertigem Eiweiß.	• OPC • Tee/Kaffee
Später Vormittag	Eiweißreicher Snack, z. B. Quark mit Himbeeren.	
Mittags	Nach Lust und Laune ohne Mengenbegrenzung: Eiweiß (Fleisch, Fisch, Tofu) und Gemüse. Hauptmahlzeit kann auch abends sein.	Hochdosiertes Omega-3 + Vitamin D: Für beste Aufnahme bitte zur Hauptmahlzeit.
Nachmittags	Ein zusätzlicher eiweißreicher Snack oder Obst	
Abends	• Vollkorn- oder Eiweißbrot mit magerer Wurst oder fettarmem Käse • Eiweißreiche Linsensalate	Einen Amylaseblocker 15 Minuten vor einer Mahlzeit mit Kohlehydraten einnehmen.

Kurzanleitung: Gewichtsverlauf

Ohne Druck in der „strengen" Fettverbrennungsphase

„Ich wiege mich jeden Morgen. Bin dann frustriert, wenn es nicht runtergeht." Ein Gewichtsabbau läuft nicht wie eine gerade Linie nach unten. Das ist ganz normal. Deswegen nehmen Sie bitte den Erwartungsdruck raus. Wiegen Sie sich bitte nicht jeden Tag. Einmal die Woche langt. Der Trend ist wichtig.

Vielleicht haben Sie 150 Gramm Moppelfett weggebrannt. Das wären 1.000 Kalorien. Die Kalorien aus einer abgespeicherten Tüte Chips. Diese 150 Gramm lassen sich auf der Waage kaum feststellen. Probieren Sie lieber Ihre Lieblingsjeans einmal die Woche an und spüren Sie, wie Sie langsam wieder reinpassen.

Wenn Sie für länger als eine Woche ein Plateau haben, dann messen Sie Ihren pH-Wert. (siehe Seite 81) Wenn Sie übersäuert sind, kann das wie eine Abnehmbremse wirken. Essen Sie dann viel Kalium (Gemüse, Gemüsesuppen) und nehmen Sie zusätzliches Magnesium & Kalzium. Diese drei Mineralien machen Sie basisch.

Fettverbrennungsphase

Ausgangsgewicht:

Zielgewicht:

	Gewicht [kg]	Taille [cm]	Oberschenkel [cm]	Fettanteil*	Jeans
Letzter Tag Woche 1					
Letzter Tag Woche 2					
Letzter Tag Woche 3					
Letzter Tag Woche 4					

* Falls Sie eine Fettwaage haben.

Tägliches Wiegen in der Stabilisierungsphase

Bitte wiegen Sie sich täglich in dieser Stabilisierungsphase. Sollten Sie mehr als ein Kilo zunehmen, dann legen Sie einen Eiweißtag ein und fahren danach die Kalorien etwas langsamer hoch. Gewisse Schwankungen im Gewicht liegen oft am Salzgehalt des Essens, bei Frauen oft am Zyklus und den Wassereinlagerungen.

Stabilisierungsphase Gewichtskontrolle

	Tag 1	Tag 2	Tag 3	Tag 4	Tag 5	Tag 6	Tag 7
Woche 1							
Woche 2							
Woche 3							

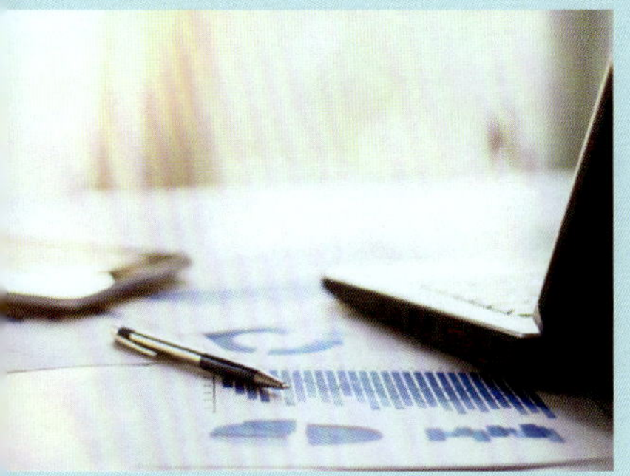

Meine Arbeit als Medizinjournalist

Als Medizinjournalist bin ich neutral und recherchiere streng nach wissenschaftlichen Kriterien. Hunderte von Studien sind in den letzten 20 Jahren über meinen Schreibtisch gegangen. In dieser Zeit habe ich immer nach einem einfachen und alltagstauglichen Abnehm-Konzept gesucht. Die Erfolge der Stoffwechselkur haben mich überzeugt.

Bewusst habe ich einige Jahre lang die Stoffwechselkur beobachtet, bei einigen Hundert Klienten eingesetzt und in Studien die Grundlagen gesichtet, bevor ich hierzu dieses Buch geschrieben habe.

Ich bleibe dabei meinem Grundsatz treu: Ich schreibe nur über wirklich nachhaltige Konzepte, bei denen es gute Erfahrungswerte UND wissenschaftliche Nachweise zur Funktionsweise gibt.

Produkte können bei mir aus rechtlichen Gründen keinen Eingang in meine Bücher finden, da ich medizinische Erkenntnisse aus Studien verwende und diese Aussagen nicht in Kombination mit Nahrungsergänzungsmitteln verwendet werden dürfen.

Treffen Sie die richtige Auswahl

Bei einem Niedrig-Kalorien-Konzept möchte ich Sie ausdrücklich darauf hinweisen, wie wichtig die gezielte und durchdachte Auswahl von Produkten ist, damit Sie in keinen Mangel kommen. Es ist absolut notwendig, wenn man auf täglich 600–800 Kalorien reduziert, die essentiellen Nährstoffe wie Vitamine, Mineralien, Spurenelemente, Omega-3 und Eiweiß zu ergänzen.

Die meisten Verbraucher unterschätzen die Fehler, die man bei der Produktauswahl machen kann. Eine Stoffwechseloptimierung steht und fällt mit der Qualität und Zusammensetzung der eingesetzten Vitalstoffe. Wenn Verbraucher sich selbst Nahrungsergänzungsmittel zusammenstellen, passieren aus meiner Erfahrung folgende Fehler:

- Die essentiellen Nährstoffe sind in handelsüblichen Nahrungsergänzungsmitteln selten vollständig enthalten. Meist fehlen hier die Spurenelemente, oder die Mineralien sind nicht im vollen Tagesbedarf enthalten. Vitamine, Mineralien und Spurenelemente arbeiten in Milliarden von kleinsten Stoffwechselschritten zusammen. Eine Kette ist nur so stark wie das schwächste Glied. Es gibt nur wenige Produkte auf dem Markt, die tatsächlich vollständig dosiert sind.

- Die chemische Formulierung der Produkte verhindert nicht selten die gute Aufnahme. Vitamine aus natürlichen Quellen werden oft besser aufgenommen.

- Produkte mit einzelnen Nährstoffen werden vom Verbraucher häufig wild kombiniert. So besteht die Gefahr von Überdosierungen bei Mineralien/ Spurenelementen und fettlöslichen Vitaminen. Es ist daher besser, ein Kombi-Produkt von einer Firma zu nehmen, bei dem der Produzent dies von vornherein berücksichtigt.

- Verzichten Sie auf keinen Fall auf eine adäquate Ballaststoffmischung mit 1 Milliarde probiotischen Bakterien. Nur so kann der Darm saniert werden.

- Viele Produkte sind unsachgemäß verarbeitet – besonders bei Omega-3 – oder sie enthalten Eiweiß mit einer geringen biologischen Wertigkeit. Achten Sie auf ein Kaltherstellungsverfahren, so bleiben Enzyme und Vitamine besser erhalten. Außerdem sollten die Produkte keine künstlichen Füllstoffe oder Farbstoffe enthalten. Billig-Produkte werden billig produziert und enthalten in den seltensten Fällen hochwertige Vital- und Pflanzenstoffe. „Billig“ als Einkaufkriterium ist eben nicht gut genug.

- Unbekannte Firmen aus dem Internet deklarieren häufig Inhaltsstoffe, die gar nicht enthalten sind. Oder sie lassen, weil sie zu klein sind für eine eigene Produktion, bei Lizenzherstellern produzieren. Damit besteht nicht immer eine exakte Kontrolle über den Produktionsprozess und die Auswahl und Schadstoffkontrolle der Rohstoffe.

- Niemand kontrolliert diese Produkte, denn Nahrungsergänzungsmittel unterliegen keiner staatlichen Kontrolle oder verpflichtenden Laboranalysen über die Inhaltstoffe. Marktführer werden dagegen oft von der Konkurrenz beobachtet und analysiert. Sie können es sich nicht erlauben, die Inhaltsstoffe nicht korrekt anzugeben. Zu groß wäre der finanzielle Verlust.

Lassen Sie sich hier beraten, damit die Stoffwechselkur wirklich klappt und Sie ein optimales Ergebnis bekommen. Ein Niedrig-Kalorien-Konzept ist nichts, um damit alleine herum zu experimentieren. Zusätzlich sind die persönlichen Kontakte extrem motivierend. Betreute Abnehmkonzepte sind genau deswegen in Studien wesentlich erfolgreicher.

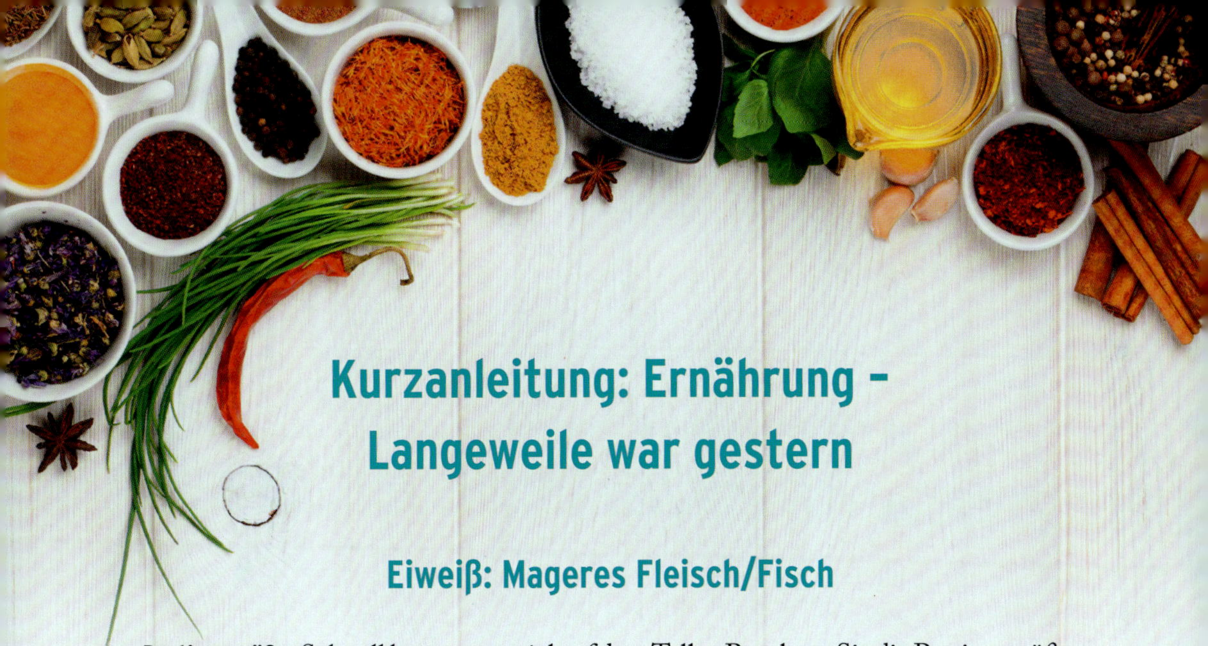

Kurzanleitung: Ernährung – Langeweile war gestern

Eiweiß: Mageres Fleisch/Fisch

Portionsgröße: Schnell hat man zu viel auf dem Teller. Beachten Sie die Portionsgröße. Bei Fleisch und Fisch: ungefähr die Handfläche voll und 2 cm hoch.

100–120 Gramm Geflügel, am besten fettarm. Bitte verwenden Sie nur fettarme Hühnchen- oder Putenbrust. Keine Schenkel mit Haut. Die sind fettreicher.

100–120 Gramm absolut mageres Rinderfilet oder mageres Steak, oder mageres Rinderhack, am besten Tartar, oder Kalbfleisch. Von Schweinefleisch oder gemischtem Hackfleisch rate ich ab: Das ist oft zu fetthaltig und hat dadurch unnötige Kalorien.

100–120 Gramm Fisch, Garnelen, Scampi, Krabben.

Tipp: Frieren Sie Rinderhack in 120-Gramm-Portionen als Burger ein. Machen Sie es genauso mit Geflügel. Dann sind diese schon fertig portioniert. Wenn es mal schnell gehen soll in der Küche. Kochen Sie größere Mengen und frieren Sie für nächste Woche Portionen ein, die man dann einfach im Kühlschrank auftauen lässt. So schafft man mehr Abwechslung, als wenn man mehrere Tage am Stück ein und dasselbe Gericht isst.

Für den kleinen Appetit: Gekochter oder roher Schinken, Putenbrust, Roastbeef sind eiweißreich und fettarm. Der Fettgehalt liegt hier bei 2–3 %. Davon kann man zwischendurch mal eine Scheibe essen. Alle anderen Wurstsorten haben dagegen 20-30 % Fett.

Thunfisch ist nicht zu toppen: 100 g Thunfisch aus der Dose haben 1 % Fett und ganze 24 Gramm Eiweiß. Und das bei nur 100 Kalorien. Das ist nicht zu toppen. Kann man auf Salaten als Eiweißquelle ideal verwenden. Bitte beachten sie: Nur Fischkonserven kaufen, die im eigenen Saft oder in Wasser eingelegt sind, nicht in Öl. Und nicht jeden Tag essen, wegen der Schwermetallbelastung. Aber das ist ein anderes Thema und ein wichtiger Grund für den Einsatz von Omega-3-Kapseln.

Mit Fettkalorien sparen: Möglichst so gut wie kein Fett beim Braten verwenden. Verwenden Sie eine beschichtete Pfanne, möglichst mit 4–5 Zentimeter hohem Rand. Diese sind am besten geeignet für schnelle Pfannengerichte.

Gewürze und Kräuter für mehr Genuss: Wie viele Jahre lagern die einmal gekauften Gewürze schon in Ihrer Küchenschublade?

Rüsten Sie Ihr Gewürzregal neu auf: Paprika, Curry, indische Gewürze. Lassen Sie sich im Supermarkt am Gewürzregal, „beim Türken" oder im Asialaden inspirieren. Denken Sie an duftende Gewürzmärkte. Entdecken Sie die Geschmacksvielfalt. Experimentieren Sie ein bisschen. Flirten Sie mit neuen Aromen.

Zaubern Sie mit frischen Kräutern: Beim Anbraten von Fleisch Rosmarin oder Thymian dazugeben. Verwenden Sie Gemüse und betörende Kräuter (Koriander, Basilikum, Estragon, Dill, Petersilie, Schnittlauch, sogar Minze etc.). Entdecken Sie Frisches anstelle von Geschmacksverstärkern in Fertiggerichten. Statt übermäßig Gesalzenem, nur damit es nach irgendwas schmeckt. Wirklicher geschmacklicher Genuss ist grün. Essen ist der Sex des Alters. Aber man braucht dabei Variation …

Aromatische Soßen: Ich habe immer wieder erlebt, dass sich Klienten einfach nur trockene Hühnerbrust braten. Wir wollten doch Genuss! Seien Sie also kreativ mit köstlichen Soßen.

Zitronensoße: Immer zum Schluss den Saft in die Pfanne geben, sonst verliert man den Zitrusgeschmack. Bei Biozitronen kann man auch die Schale mitverwenden. Dafür gibt es praktische Zitronenschaber. Mit Gewürzen, Kräutern und Gemüse kann man schon ein Dutzend verschiedener Gerichte kochen.

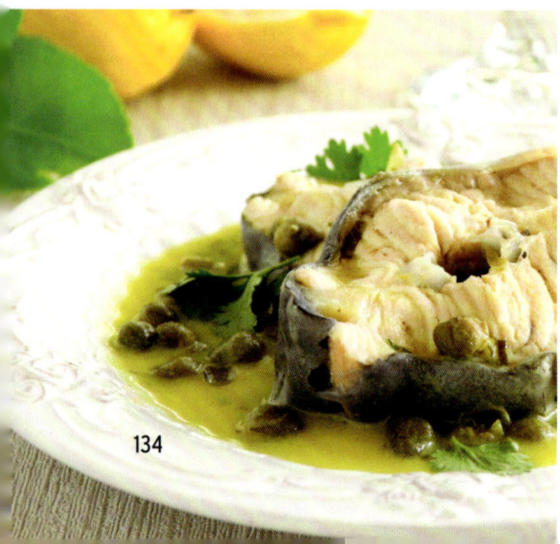

Orangensoße: Zur Abwechslung mit Thymian, Rosmarin und rotem Pfeffer.

Bio-Gemüsebrühe: Kann kreativ eingesetzt werden, z. B. mit Curry oder Paprika. Achten Sie darauf, dass die Brühe keine Geschmacksverstärker hat. Diese stimulieren übermäßigen Appetit.

Tomaten: Fertige Tomatensoße enthält immer Zucker. Lieber frische Tomaten, alternativ geschälte Tomaten aus der Dose.

Sojasoße: Würzen mit Soja wie die Asiaten. Fleisch kann man zusammen mit Ingwer oder Gewürzen 30 Minuten einlegen.
Senfsoße: Senf lässt sich mit Estragon und etwas Wasser oder Zitronensaft als Basis zu schmackhaften Soßen verarbeiten. Bitte keinen süßen Senf verwenden.
No Go sind Sahnefettpampen: Auf Fett als Geschmacksträger kann man leicht verzichten, wenn mehr Kräuter und Gewürze eingesetzt werden. Sahnepampen sind meist ein Zeichen mangelnder Kreativität.

Langweile war gestern: Mit den obigen Kräutern, Gewürzen, Soßenbasen und den unterschiedlichen Gemüsen kann ich Ihnen Hunderte verschiedene schnelle Pfannengerichte kochen.

Keine Rückfälle in die Langweile: Bitten fallen Sie nicht in den grauen Käse-, Butter- oder Wurstalltag zurück. Mit jeder zusätzlichen Fettkalorie verbrennen Sie weniger Hüftspeck-Kalorien. Für die Befriedigung – und kulinarisch gesehen – gibt ein warmes Gericht viel mehr her.

Eiweiß: Eier to go

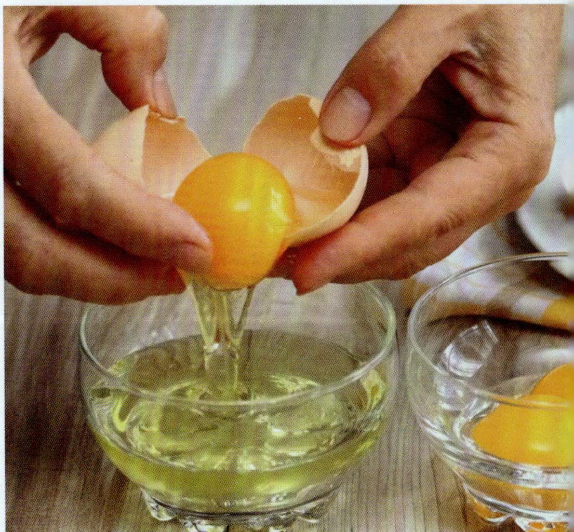

Eiersalat mit Kräutern und Tomaten fürs Büro. Eischnee für Desserts und Quarkspeisen. Omelette mit frischen Kräutern zum Frühstück. Verwenden Sie reichlich Eier.

Grundregel: Wenn Sie 4 Eier für ein Omelett oder Eiersalat verwenden, werfen Sie 3 Eigelb weg und nehmen Sie nur ein ganzes Ei mit Eigelb für den Geschmack. Von den anderen 3 Eiern nur das Eiweiß. Dadurch reduzieren Sie den Fettgehalt erheblich. Denn der sitzt im Eigelb.

Tipp: Eier kann man immer schon fertig gekocht im Kühlschrank haben. Super für zwischendurch.

Eiweiß: Tofu

Tofu ist eine Eiweißbombe, aber auch fettreich. 15 Gramm Eiweiß auf 100 g. Leider auch 7 Gramm oder mehr Fett. Seidentofu enthält weniger Fett, aber auch nur 1/3 des Eiweiß. Aber immerhin noch 5 Gramm. Tofu kann man in Suppen und Gemüsegerichten sehr variationsreich einsetzen. Die Asiaten haben es in 2.000 Jahren kulinarischer Geschichte vorgemacht.

Für Sojamilch und Mandelmilch trifft dasselbe wie für Milch zu (siehe weiter unten). Diese haben zu wenig Eiweiß und zu viele Kohlehydrate. Zu schnell trinkt man hier zu viele Kalorien.

Milchprodukte

Schlank mit Magerquark: Quark hat den dreifachen Eiweißgehalt im Vergleich zu Milch oder Joghurt. Magerquark, Skyr und Hüttenkäse gehören zu den eiweißreichsten, kalorienärmsten Lebensmitteln überhaupt. Vergleichen Sie es mit magerem Fleisch:

100 Gramm Rinderhack hat 200 Kalorien und 20 Gramm Eiweiß.

250 Gramm Magerquark hat 183 Kalorien und 27 Gramm Eiweiß.

Tipp: So schmeckt Quark: Mit etwas Wasser, Stevia und einem Stabmixer mixen. Dann bekommt Quark eine flüssigere Konsistenz – ähnlich dem Joghurt. Nur cremiger, durch den hohen Eiweißgehalt.

Eiweiß-Snack: Magerquark mit Himbeeren kann man einfach mit auf die Arbeit nehmen. Abends oder als Snack zwischendurch einsetzen. Hält sehr lange satt.

Joghurt/Milch/Kefir/Dickmilch: Hier kommen die Kalorien hauptsächlich aus Milchzucker, nicht aus Eiweiß. Verwenden Sie Milch extrem sparsam. Am besten – wenn überhaupt – dann nur in Kaffee. Wenn Sie nicht anders können und Milch für die Zubereitung eines Schoko-Eiweiß-Vitalstoff-Shakes nutzen wollen, dann maximal 1/3 Milch, der Rest Wasser. Besser: Nutzen Sie 1–2 Löffel Quark und Wasser als Basis für den Eiweiß-Vitalstoff-Drink.

Mandelmilch, Sojamilch: Wenn Sie diese für die Zubereitung des Shakes nutzen, dann maximal 1/3 Milch, der Rest Wasser. „Milch“ ist immer zuckerreich und eiweißarm.

Interessant: Mandeldrink ungesüßt: Dieser Drink von Alpro hat tatsächlich null Kohlehydrate und schmeckt nach gerösteten Mandeln.

So oft Sie Hunger haben (Eiweiß g pro 100 g)	**Möglichst wenig** (Eiweiß g pro 100 g)	**Auf keinen Fall**
• Magerquark (13,5 g) • Skyr (11,1 g) • Hüttenkäse mager (13 g)	• Magermilch (3,3 g) in den Kaffee • Sojamilch (2,5 g) • Mandelmilch (3 g)	• Joghurt natur • Soja-Joghurt • und der gesamte Rest der gezuckerten und fetten Produkte im Milchkühlregal

Milch 1,5 % Fett
4 g Eiweiß
47 Kalorien pro 100 g
Mehr Milchzucker als Eiweiß

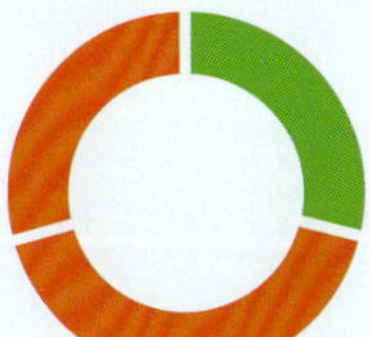

Eiweiß:	29,1 % der Kalorien
Fett:	28,9 % der Kalorien
Kohlenhydrate:	42,0 % der Kalorien

Quark 0,2 % Fett
13,5 g Eiweiß
73 Kalorien pro 100 g

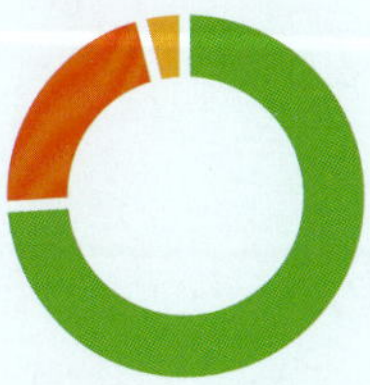

Eiweiß:	74,3 % der Kalorien
Fett:	3,7 % der Kalorien
Kohlenhydrate:	22,0 % der Kalorien

Skyr
11,1 g Eiweiß
61 Kalorien pro 100 g

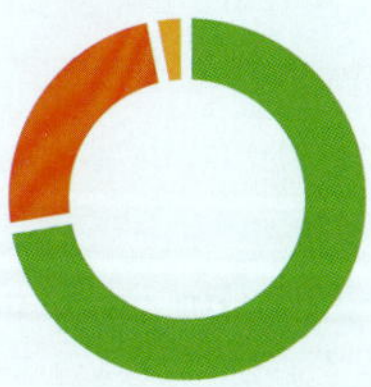

Eiweiß:	72,8 % der Kalorien
Fett:	3,0 % der Kalorien
Kohlenhydrate:	24,3 % der Kalorien

Hüttenkäse
13 g Eiweiß
65 Kalorien pro 100 g

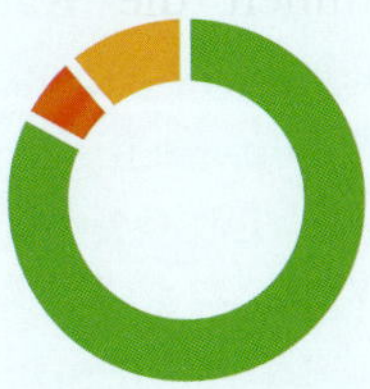

Eiweiß:	82,8 % der Kalorien
Fett:	11,0 % der Kalorien
Kohlenhydrate:	6,1 % der Kalorien

Harzer Käse
30 g Eiweiß
125 Kalorien pro 100 g

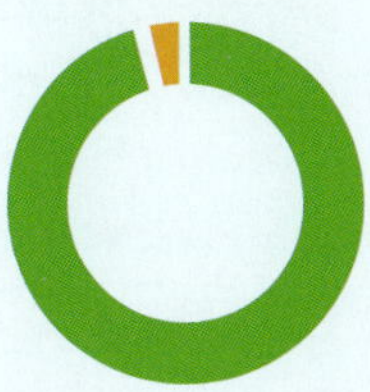

Eiweiß:	96,1 % der Kalorien
Fett:	3,6 % der Kalorien
Kohlenhydrate:	0,3 % der Kalorien

Keine Kohlehydrate

Wichtigste Regel auf der Stoffwechselkur: Essen Sie keine kohlehydrathaltigen Lebensmittel. Diese unterbrechen die Fettverbrennung und lösen Hunger aus. Also null Nudeln. Null Kartoffeln. Null Pizza. Null Kohlehydratpulver-Produkte (Brot etc.). Null Süßigkeiten. Keine hochverarbeiteten Lebensmittel mit Zuckerzusatz wie Ketchup oder Fertiggerichte. Die Devise ist: Raus aus dem Stoffwechselmüll-Alltag. Weg von den Verdickungs-Beilagen. Raus aus der Kohlehydratsucht. Rein in neue, köstliche, frische Rezepte. Es geht um Austausch, nicht um Verzicht. Essen Sie sich satt mit eiweißreichen Gerichten.

Wenn es süß sein soll: Verwenden Sie keinen Honig oder Zucker während der Stoffwechselkur. Ökologisch orientierte Verbraucher glauben häufig, Honig, Birnendicksaft, Agavensirup etc. wären besser oder hätten irgendwelche Vorteile gegenüber Zucker. Für den Körper ist es letztendlich gleich: Ein dick machendes Kohlehydrat. Und wenn man mal etwas mehr Süß möchte: Dann verwenden Sie kalorienfreies Stevia dafür.

Wenig(er) Obst

Essen Sie pro Tag *maximal* zwei kleine Portionen Obst. Oh … Das ist schon viel für Sie? Dann werden Ihre Vitaminblutwerte nicht gerade optimal sein. Auf der Stoffwechselkur sollte Obst wegen des hohen Fruchtzuckeranteils nur sparsam verwendet werden. Wenig Zucker hat Beerenobst: Brombeeren, Heidelbeeren, Himbeeren, Erdbeeren. Okay sind Äpfel und Birnen.

Beeren satt

Himbeeren sind nicht nur zuckerarm, sondern gehören auch zu den ballaststoffreichsten Fruchtsorten. Sie bekommen damit doppelt so viele Ballaststoffe im Vergleich zu Äpfeln! Himbeeren machen dadurch sehr satt und der geringe Fruchtzucker kommt nur langsam in die Blutbahn.

Praktisch: Himbeeren und Heidelbeeren kann man immer im Tiefkühlfach haben. 150 Gramm (eine halbe Tiefkühlpackung) haben nur 82 Kalorien. Kühlfach auf, eine Handvoll auf den Quark. Mixen oder für später mit ins Büro nehmen. Fertig. Das sind 30 Sekunden Arbeit. Wieso in aller Welt kaufen sich Menschen teuren gezuckerten Beeren-Joghurt mit künstlichen Aromen? Um dick zu werden? Die

Himbeer-Quark-Kombi enthält so wenige Kohlehydrate, dass Sie problemlos in der fettverbrennenden Stoffwechsellage bleiben.

No Go: Fruchtzuckerreiche Südfrüchte
Bestimmte Früchte haben kaum Ballaststoffe. Sind Zuckerwasser pur. Kommen noch schneller als Haushaltszucker in die Blutbahn. Die überschüssige Energie wird dann direkt in den Moppelzonen abgelagert. Wie viel Stück Würfelzucker enthalten verschiedene ganze Früchte? Eine ganze Ananas hat 43 Stück Würfelzucker, eine Banane 7 Stück Würfelzucker. War Ihnen das bewusst?

Welches Obst enthält wieviel Fruchtzucker?

Fruchtzuckergehalt in Gramm pro 100 Gramm Obst

	Maximal 2 kleine Portionen pro Tag	**Auf keinen Fall**
• Papaya (2,4 g) • Brombeeren (2,7 g) • Heidelbeeren (3,9 g) • Himbeeren (4,8 g) • Johannisbeeren (4,8 g) • Erdbeeren (5,5 g)	• Orangen (8,3 g) • Aprikosen (8,5 g) • Pfirsich (8,9 g) • Kiwi (9,1 g) • Grapefruit (10,7 g) • Äpfel (11,4 g) • Birnen (12,4 g)	• Wassermelone (7,7 g, aber kaum Ballaststoffe, daher schnell in der Blutbahn) • Ananas (12,6 g) • Mango (12,6 g) • Honigmelone (12,8 g und kaum Ballaststoffe) • Apfel Pink Lady (13 g) • Kirschen (13,3 g) • Trauben (17 g) • Bananen (20 g!) **No Go: Trockenobst** • Feigen getrocknet (53 g) • Rosinen (63,9 g) • Datteln getrocknet (65 g) • Trockenobst (50–70 g)

Gemüse/Salat

Essen Sie sich satt, mit Gemüse und Salat. Das macht satt durch Ballaststoffe, mit Volumen durch Dehnungsreize im Magen, und weil Gemüse/Salat den Insulinspiegel flach hält.

Einfache Regel: *Alles, was über der Erde wächst. Nichts, was drunter wächst:* Fast alle Knollengewächse, die unter der Erde wachsen, sind kohlehydratreich. Kartoffeln, Rote Beete, Rüben.

Hülsenfrüchte bitte noch nicht in der Fettverbrennungsphase verwenden: Linsen und Dicke Bohnen sind eiweißreich, haben aber zu viele Kohlehydrate. Setzen Sie Linsen erst in der Stabilisierungsphase ein: Linsen sind extrem eiweißhaltig (20 Gramm Eiweiß pro 100 Gramm) und haben einen niedrigen glykämischen Index. Sie kommen also langsam in die Blutbahn.

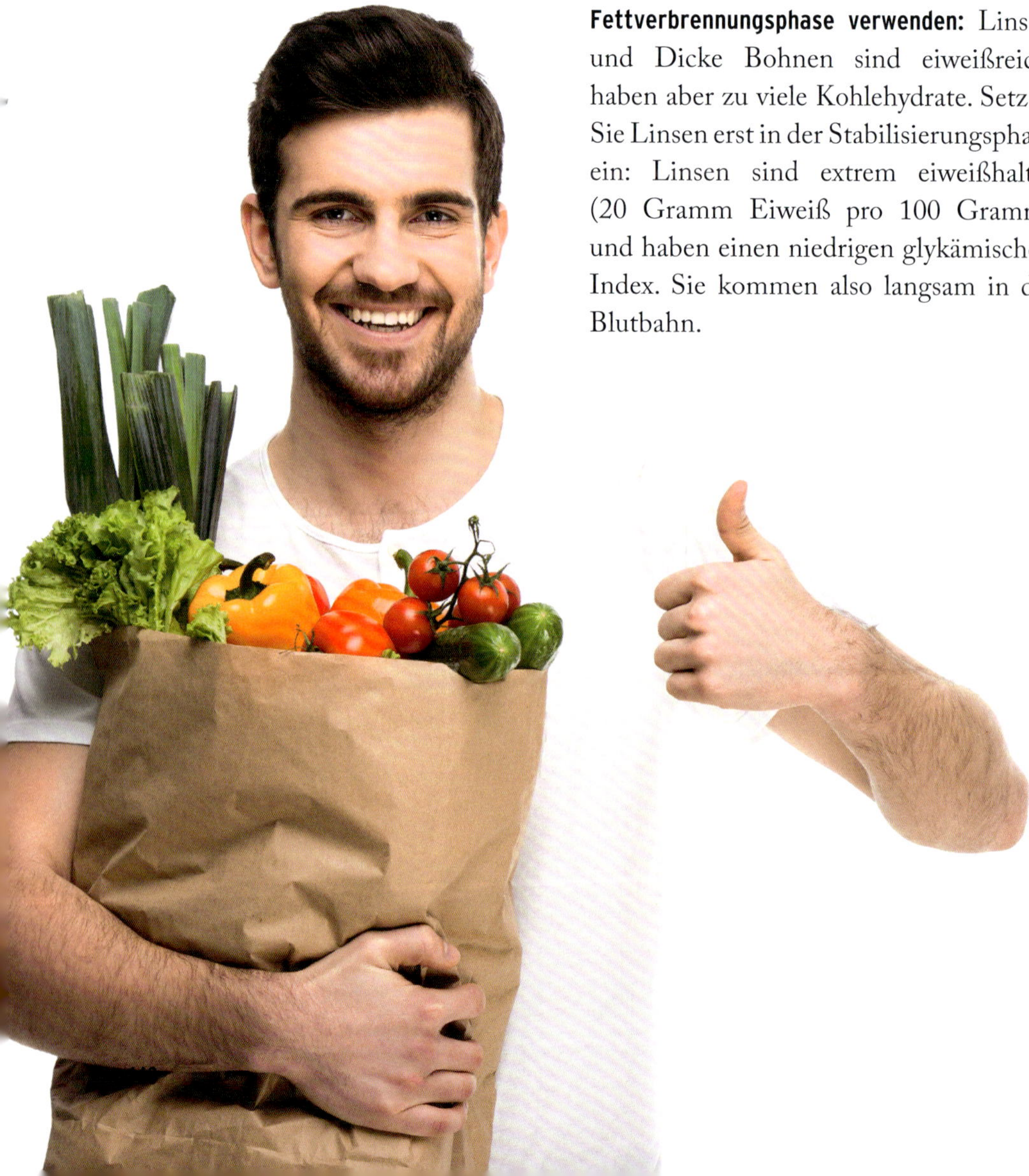

Welches Gemüse ist kohlehydratreich?

Kohlehydrate in Gramm pro 100 Gramm Gemüse/Salate

Essen Sie, soviel Sie wollen (Die Nullrunde für das Dickmachhormon Insulin)	**Lieber nicht**	**Auf keinen Fall**
• Artischocke (2,6 g) • Aubergine (2,5 g) • Blumenkohl (2,3 g) • Bohnen grün (3,8 g) • Brokkoli (2,7 g) • Fenchel (2,8 g) • Grünkohl 2,5 g) • Gurken (1,8 g) • Knollensellerie (2,3 g) • Kohlrabi (3,7 g) • Lauch (3,3 g) • Mangold (0,7 g) • Paprika (2,9 g) • Pilze (1 g) • Radieschen (2,1 g) • Rosenkohl (3,3 g) • Rotkohl (3,5 g) • Spargel (2,0 g) • Spinat (0,6 g) • Staudensellerie (2,2 g) • Tomate (2,6 g) • Wirsing (2,4 g) • Zucchini (2,2 g) **Alle Salate** (1–2 g) • Chinakohl (1,2 g) • Eisbergsalat (1,9 g) • Endivien (1,9 g) • Feldsalat (0,7 g) • Radicchio (1,5 g)	• Karotten (4,8 g) • Kürbis (4,6 g) • Steckrüben (5,7 g) • Petersilienwurzel (6,1 g) • Weiße Rüben (4,7 g)	• Erbsen (12,3 g) • Hokkaido-Kürbis (12 g) • Kartoffeln (14,8 g) • Rote Beete (8,5 g) • Süßkartoffeln (24,1 g) • Zuckermais (15,8 g) • Zuckererbsenschoten (12 g) **Eiweißreiche Hülsenfrüchte** Linsen und Bohnen erst in der Stabilisierungsphase: • Chili-Bohnen (20 g) • Linsen (17,5 g) • Kichererbsen (44,3 g) • Weiße Bohnen (40 g)

Kalorienfalle Salatsoßen: Salat mit Hühnerbrust oder Fisch ist eine tolle Kombination. Aber die Salatsoßen können fettige Kalorienbomben sein!! Fertige Salatsoßen aus dem Supermarktregal sind voller Zucker und Geschmacksverstärkern, die Hunger auslösen. Öldressings haben für die Fettverbrennungsphase zu viele Kalorien.

Fettarme Salatsoßen

- Magerjoghurt+Senf+Zitrone+Salz+Pfeffer
- Tomatensaft+Zitrone+Paprika
- Joghurt+Zitrone+Curry
- Zitrone+Gemüsebrühe+frische Salatkräuter
- Balsamico-Essig+etwas Süßstoff+gehacktes Basilikum+Salz/Pfeffer
- 2 EL Sojasoße+Koriander gehackt+gepresster Knoblauch+Saft einer Limette

Tipp: **Salatsoßen für mehrere Tage machen und im Kühlschrank aufbewahren. Fertigen Zitronensaft benutzen.**

Satt und basisch mit Gemüsesuppen

Genial zum Sattwerden. Das viele Kalium aus dem Gemüse entsäuert. Suppen sind in jeder Variation machbar. Wichtig ist: Eiweiß sollte drin sein. Geflügel oder Tofu, damit man länger satt bleibt. Bitte nur mageres Fleisch – am besten Geflügel – verwenden. Suppen nicht mit Sahne oder Kohlehydraten wie Nudeln „aufmupfen".

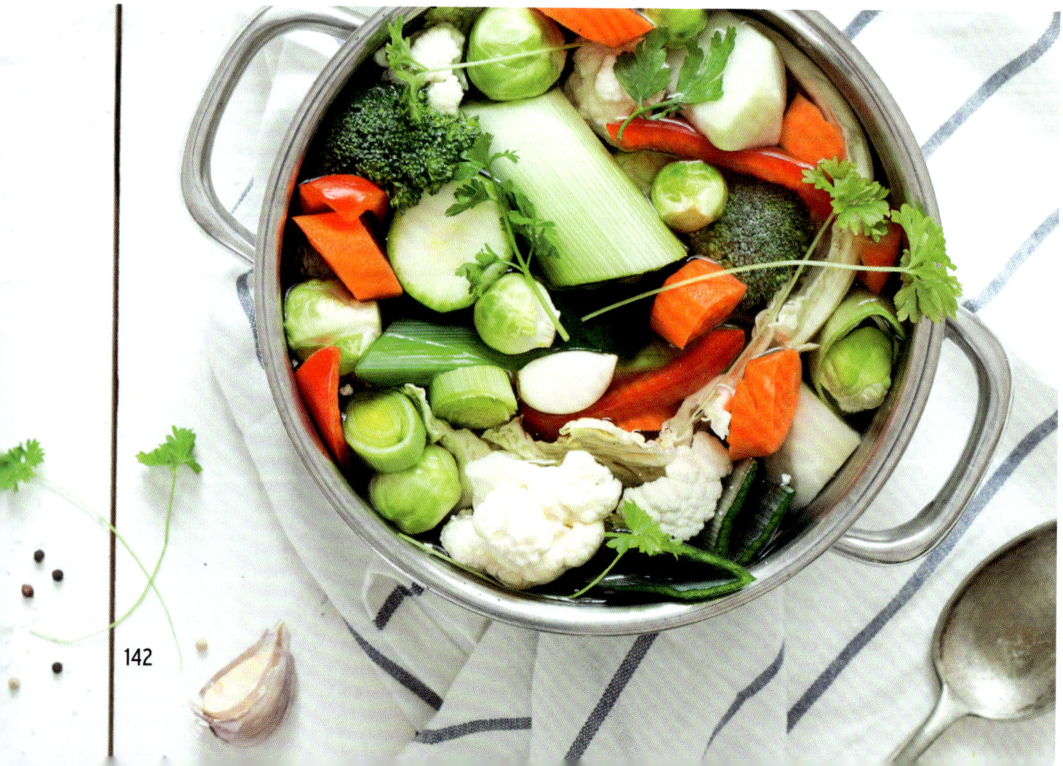

Viel trinken

2 Liter Wasser verbrauchen 200 Kalorien: Hätten Sie das gedacht? Trinken Sie also viel Wasser. Klinische Studien bestätigen: Das Trinken von 2 Litern Wasser am Tag führt zu einem zusätzlichen Energieverbrauch von 200 Kalorien. Wieso? Der Körper heizt das Wasser auf 37 Grad auf und pumpt es durch den Körper. Das kostet Energie. Eigentlich logisch und so einfach umzusetzen.

Tee, Tee, Tee: So viel wie möglich. Kräutertees, schwarzen Tee, frischen Ingwer-Tee, Chai, Roiboos-Tee. Warme Getränke lösen einen starken Sättigungseffekt aus! Tee regt an, und Kräutertees entgiften.

No Go Alkohol: Alkohol unterbindet die Fettverbrennung in der Leber. Er wird zusätzlich in Zucker umgewandelt und die Ausschüttung von Insulin führt danach zu Hunger. Vor allem Bier hat enorme Mengen an schnellem Zucker. Genau dadurch entsteht die zentrale Fettakkumulation, meist bei Männern: die Bierwampe. Für denselben Glücksbotenstoffkick wie von Alkohol können Sie gezielt Proteinshakes einsetzen. Das dockt in derselben Hirnregion an wie Alkohol. (mehr dazu Seite 45)

No Go Fruchtsäfte oder Softdrinks: Zucker pur. Die werfen Sie direkt aus der Fettverbrennung raus.

Schlusswort: So bleiben Sie schlank

Viel Eiweiß, wenige schnelle Kohlehydrate

Wie können Sie Ihr Gewicht nun ohne Jo-Jo-Effekt halten? Das haben Sie auf der Stoffwechselkur gelernt. Und es geht nicht nur ums Gewicht. Sie haben einfach dauerhaft weniger Hunger, fühlen sich topfit und haben gute Stimmung. Das haben Sie kennengelernt. Gönnen Sie sich doch einfach weiterhin dieses gute Körpergefühl. Mein Tipp:

- **Shake zum Frühstück:** Viel Eiweiß+Vitalstoffe. Das hält lange satt, macht Sie leistungsfähig, konzentriert Sie und stabilisiert Ihre Stimmung. Viele haben morgens keinen Hunger. Und langen dafür dann später umso mehr zu. Ein Shake morgens ist eine gute Basis, damit das nicht passiert.

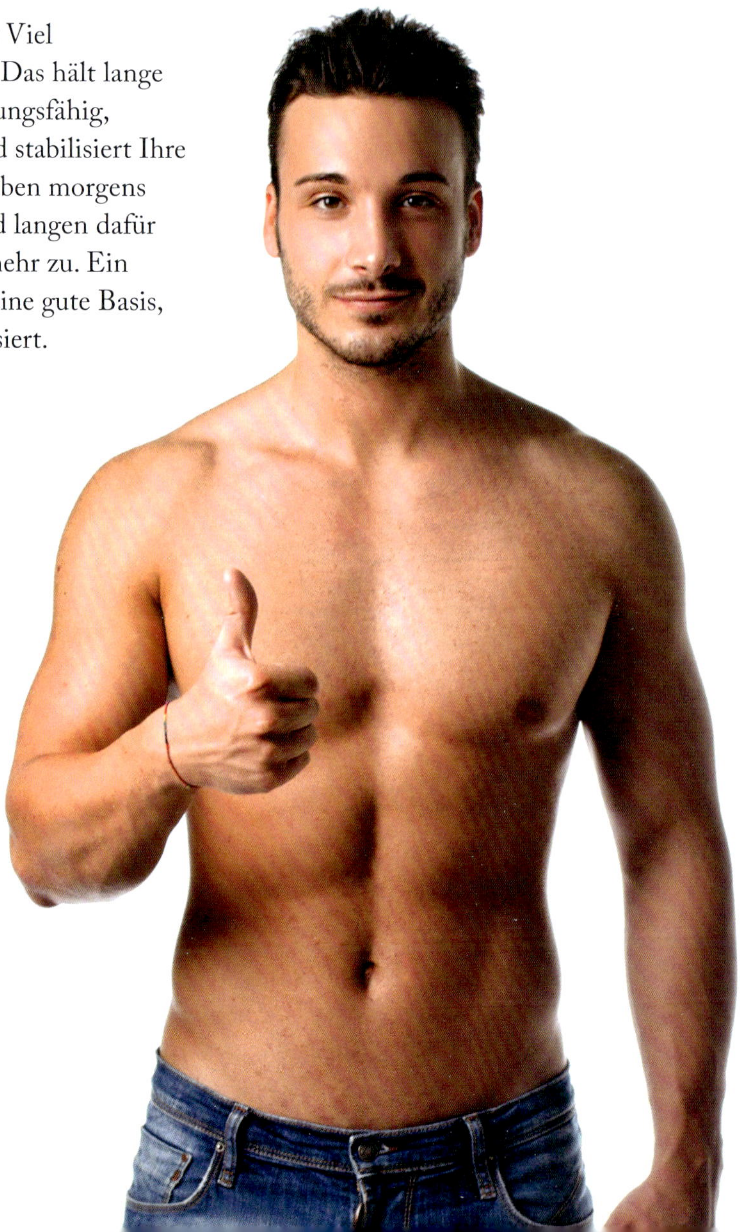

- **Ein eiweißreicher Snack zwischendurch.** Das heißt zum Beispiel: Essen Sie keine gezuckerten Milchprodukte. Ist auch wesentlich preiswerter. Und gesünder. Machen Sie sich in 2 Minuten Ihren Quark selbst: Mit Stevia, Himbeeren oder anderen Früchten oder Vanillearoma oder

Kaffee. Seien Sie kreativ. Nehmen Sie den Quark mit ins Büro. Oder trinken Sie einen Eiweißshake zwischendurch. Seine biologische Eiweißqualität ist höher. Er enthält zum Beispiel mehr von der Aminosäure Tryptophan. Für gute Konzentration und Laune.

- **Schnelle, schmackhafte eiweißreiche Rezepte.** Je mehr Sie davon auf der Stoffwechselkur ausprobiert haben, desto routinierter werden Sie diese nun ohne großes Nachdenken kochen können. Und desto besser werden Sie Ihr Gewicht halten. Genau deswegen habe ich Kochen statt Sport so betont.

- **Wenige schnelle Kohlehydrate.** „Sättigungs"-Beilagen vom Teller weg. Je weniger Fertigprodukte, Fertig-Müslis, Brot und unsinnige kohlehydratreiche Beilagen (Reis und Kartoffeln!!) Sie künftig essen, desto besser werden Sie Ihr Gewicht halten. Kehren Sie nicht zum grauen Brot-Wurst-Alltag zurück. Essen Sie weiterhin bunt, probieren Sie weiter genussvoll viele neue Rezepte aus. Weniger Carbs im Alltag bedeutet künftig auch, dass die Lust auf Kohlehydrate nicht wieder ansteigt. Und Sie auch nicht zurück in die Kohlehydratsucht fallen.

14 Millionen Euro teure Studie der EU

„Soll ich denn dann ewig so weiteressen? Die DGE sagt doch, wir bekommen genug Eiweiß und brauchen Kohlehydrate. Das nennt sich eine ausgewogene Ernährung."

„Ausgewogen" ist die Paleo-Ernährung des Steinzeitmenschen: 10 Mal so viele Ballaststoffe, viele Pflanzenstoffe mit dem dreifachen Vitamingehalt und doppelt so viele Mineralien, wenige Kohlehydrate und sehr eiweißreich (20–35 %). Nur daran sind unsere Gene angepasst. Das ist genetisch korrektes Essen.

„Gibt es denn Studien zum Jo-Jo-Effekt nach dem Gewichtsverlust?" Ja. Die EU hat die Diogenes-Studie mit 14 Millionen Euro finanziert.[116] Extrem teuer, aber wichtig. Diese bisher größte Studie in Europa beweist mit 773 Teilnehmern, wie man das Gewicht nach dem Abnehmen hält. Teilweise wurden dazu sogar die Lebensmittel kostenlos in Läden ausgegeben, um sicher zu sein, wer was isst. Getestet wurde, welche Ernährung den geringsten Gewichtszuwachs nach 6 Monaten hat.

- Viel Eiweiß, wenig schnelle Carbs (die gestrichelte rote Linie unten im Diagramm). Ergebnis: Das Gewicht bleibt stabil. Erstaunt uns das? Nein: Es entspricht der genetisch korrekten Paleo-Ernährung.

- Wenig Eiweiß, wenig schnelle Kohlehydrate (blaue durchgezogene Linie). Entspricht der herkömmlichen Definition für „ausgewogene, abwechslungsreiche“ Ernährung nach DGE. Hat leider versagt: Das Gewicht steigt.

- Wenig Eiweiß, schnelle Kohlehydrate (blaue gestrichelte Linie). Ganz klar, hiermit steigt das Gewicht am stärksten wieder an. Das entspricht vielleicht Ihrer früheren Ernährung, bevor Sie die Stoffwechselkur kennengelernt haben.

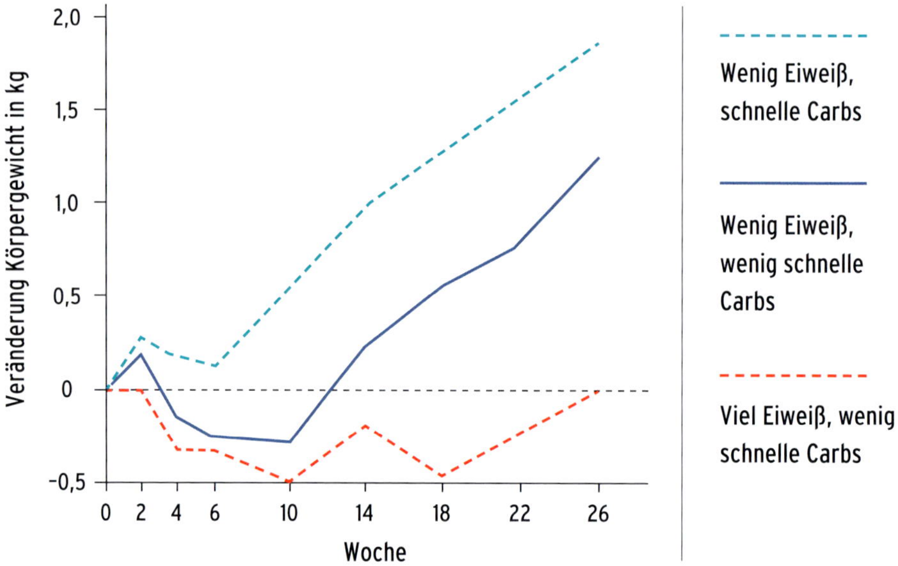

„Wie sieht es denn langfristig mit mehr Eiweiß aus?“ Die Teilnehmer der Diogenes-Studie mit der höchsten Eiweißzufuhr und den wenigsten schnellen Kohlehydraten hatten nach 12 Monaten 2,8 Kilogramm weniger Gewichtszunahme als die anderen Ernährungsformen.[117] Das klingt wenig, aber rechnen Sie das mal auf mehrere Jahre hoch, wie unterschiedlich sich Gewicht entwickeln kann. Sie selbst entscheiden, wie Sie aussehen, und vor allem wie Sie sich fühlen möchten.

Ich werde Ihnen nicht vorlügen, dass Sie nach der Kur zu alten Gewohnheiten zurückkehren und damit Ihr Gewicht halten können. Aber viele wollen das auch gar nicht mehr. Sie fühlen sich viel zu gut damit. Haben mehr Energie. Bessere Konzentration. Bessere Stimmung. Die Stoffwechselkur ist eine echte Ernährungs- und Stoffwechselumstellung. Sie geht weit über ein Gewichtsprogramm hinaus.

Das bin ich mir wert!

Denken Sie immer daran: Ihr Körper ist eine biochemische Fabrik, die jeden Tag betankt werden will. Ihre Energie, Ihre Stressresistenz, Ihre Leistungsfähigkeit und Stimmung hängen an dieser guten Vitalstoffversorgung. Langfristig lässt sich mit Vitalstoffen Ihre Gesundheit insgesamt positiv beeinflussen. Die Basis dafür ist eine gute Grundversorgung mit Vitaminen, Mineralien, Spurenelementen, Antioxidantien und Omega-3.

Nehmen Sie Ihr Leben aktiv in die eigenen Hände. Sie, und nur Sie alleine, haben es in der Hand, das Optimum für Ihre Lebensqualität herauszuholen. Das sind Sie sich wert. Da bin ich mir sicher.

Ihr
Andreas Jopp

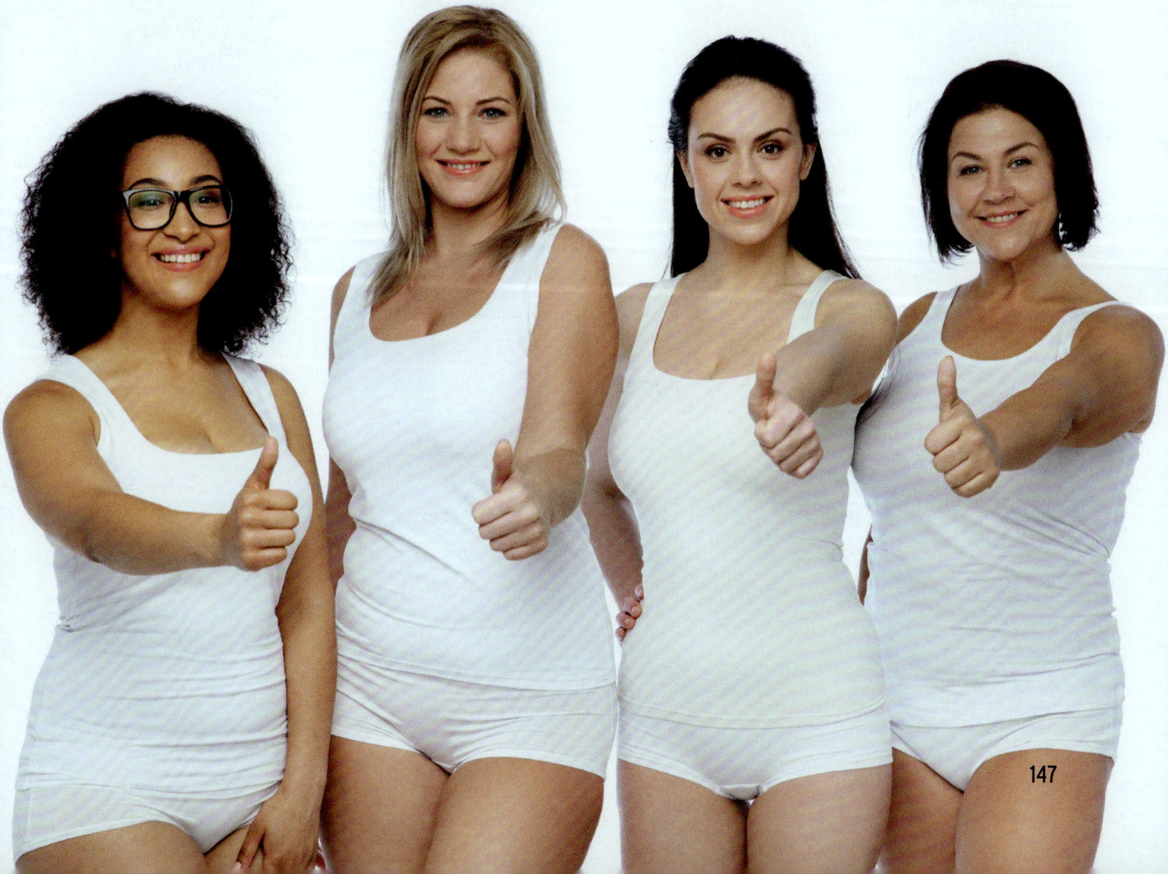

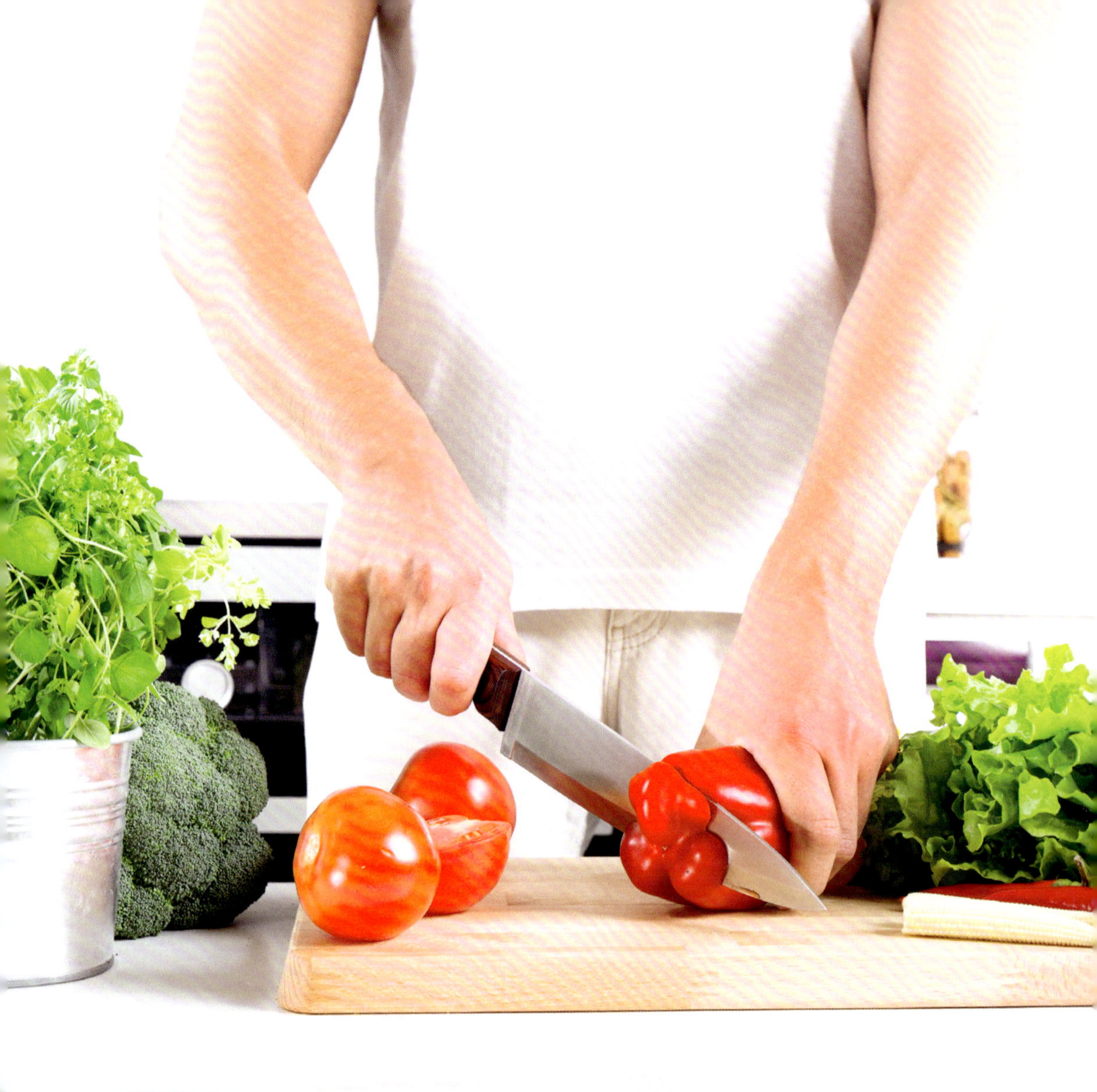

REZEPTE

Iss wie der, der Du sein willst.

Tipp: Und hierum geht es bei den Rezepten.
Bitte googlen Sie: eatkarus YouTube

Eiweißbombe Zitrus-Aroma-Quark mit Eischnee

200 g Magerquark, Mineralwasser mit Kohlensäure, 3 geschlagene Eiweiße, 1 Messerspitze echte Vanille, abgeriebene Schale einer Bio-Zitrone oder Bio-Orange, Stevia

Eiweiß vom Eigelb trennen. Es darf absolut kein Eigelb in der Eiweißmasse sein, sonst schlägt es sich nicht steif. Mit Handmixer oder Pürierstab Eiweiß steif schlagen. Das Eigelb auf der Kur bitte nicht verwenden. Quark mit etwas Mineralwasser und Stevia cremig rühren. Etwas abgeriebene Bio-Zitronenschale bzw. Bio-Orangeschale dazugeben. Das gibt ein wunderbares Aroma ganz ohne Kalorien oder den Einsatz von zusätzlichem fruchtzuckerreichen Obst. Eischnee vorsichtig unterheben.

Tipp Haushaltsgerät: Die äußeren Bio-Zitrusschalen, auch Zesten genannt, stecken voller ätherischer Aromen. Am einfachsten schälen Sie diesen hauchdünnen Schalenteil mit einem „Zestenschneider", den man leicht online bestellen kann. Das geht schneller als mit einer Reibe. Ich verarbeite die Zitrusschalen immer für Quark und Soßen bei Fleisch. Die Schalen, eingelegt in etwas Cognac oder Grand Marnier, halten sich in einer Tasse über Wochen und Sie können diese dann einfach schnell in den Quark geben.

Echte Vanille: Der Unterschied zwischen künstlichem Vanillin-Aroma und echter Vanille ist enorm. Am besten bestellt man online gemahlenes Vanille-Pulver. Eine 50 g-Packung hält über Monate. Statt gezuckerten und viel teureren Vanillejoghurt zu kaufen, lieber mit Stevia und echter Vanille in 20 Sekunden selber gerührt. Eins der besten kalorienfreien Aromen.

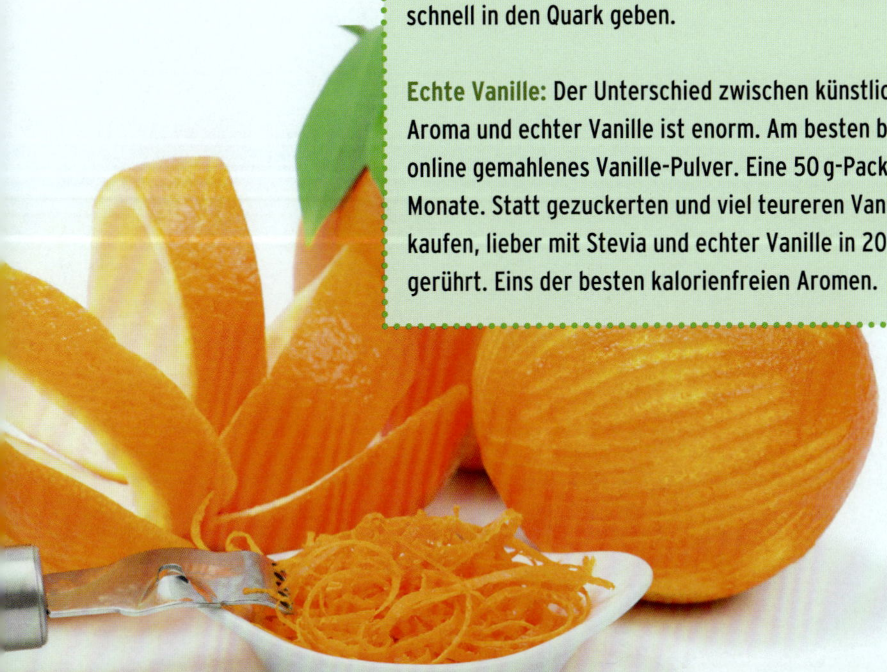

Tiefkühlhimbeeren mit Quark für unterwegs

250 g Magerquark, 150 g Tiefkühlhimbeeren, Mineralwasser mit Kohlensäure, 1 Messerspitze echte Vanille, Stevia. Im Sommer stattdessen mit frischen Erdbeeren

Quark mit etwas Mineralwasser, Vanille, Stevia cremig rühren. Tiefgekühlte Himbeeren einfach dazugeben. In einer Plastikschale verschließen. Die tiefgekühlten Himbeeren wirken wie ein Kühlaggregat. Gut zum Mitnehmen in die Schule oder auf die Arbeit.

Käsekuchen mit Brombeeren

500 g Magerquark, 2 Eier, 2 EL Vanilleprotein, 3 TL Erythrit, 100 g tiefgekühlte Brombeeren

Alles außer Brombeeren mischen. Eine dünne Schicht der Masse in eine Backform geben. Brombeeren auf dieser Schicht auslegen. Dann eine zweite Schicht Teig darüber verstreichen. Bei 170 Grad mittlere Schiene 30 Minuten backen.

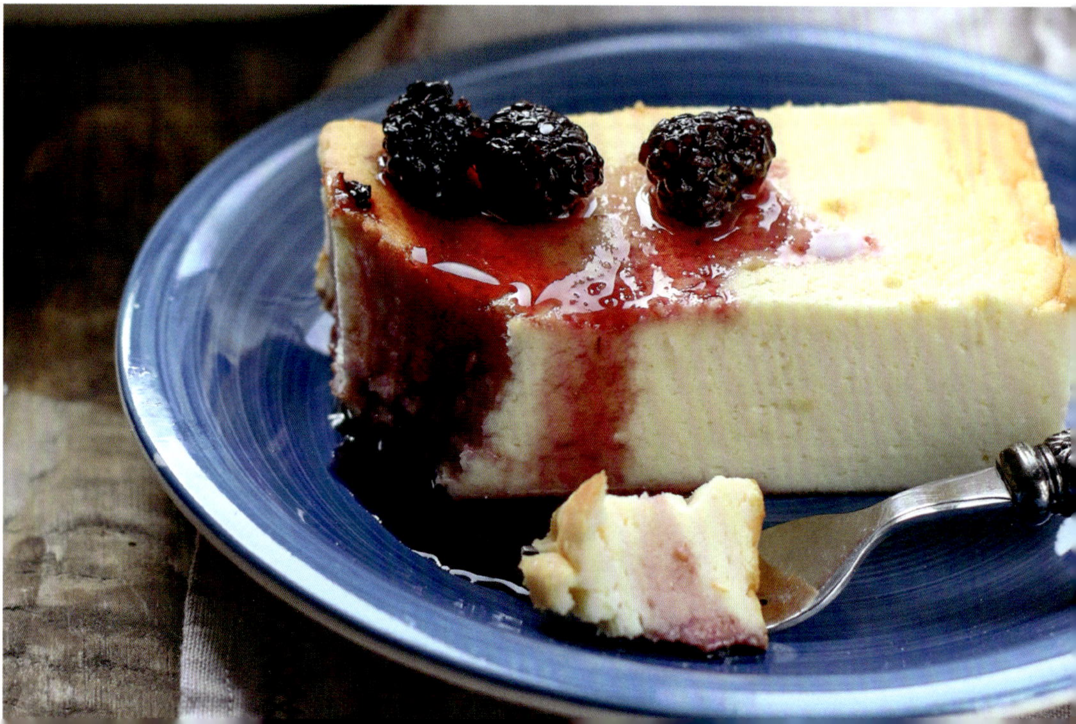

Tzaziki-Quark

250 g Magerquark, ½ geschälte und in Stückchen geschnittene Salatgurke, ½ Zwiebel, Saft ½ Zitrone, 1 Knoblauchzehe, ½ Bund Dill, Salz/Pfeffer

Zwiebel, Knoblauch, Salatgurke schälen, zerkleinern und unter den Quark heben.

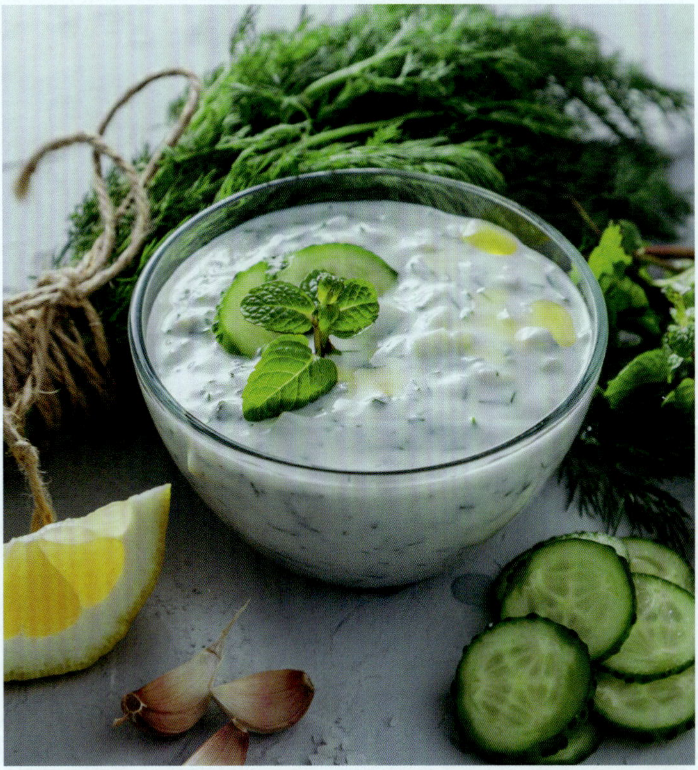

Gurken-Suppe mit Krabben

(Zutaten s.o., zusätzlich:)
Minzblätter, 100 g Krabben

Zutaten des Tzaziki-Quarks plus einige Minzblätter mit dem Stabmixer pürieren. Das Ganze wird dann flüssiger durch den freigesetzten Wassergehalt der Gurke. 100 g vorgegarte Krabben darauf geben.

EIER

Frankfurter grüne Soße mit Eiern

Alle Zutaten außer den Eiern in einen Mixer glatt mixen. Mit zwei hart gekochten Eiern anrichten.

1 Packung Kräuter für Frankfurter grüne Soße (Petersilie, Schnittlauch, Sauerampfer, Borretsch, Kresse, Kerbel), 200 g Magerquark, Saft einer Zitrone, 1 Zwiebel, Salz/Pfeffer, 2 hart gekochte Eier

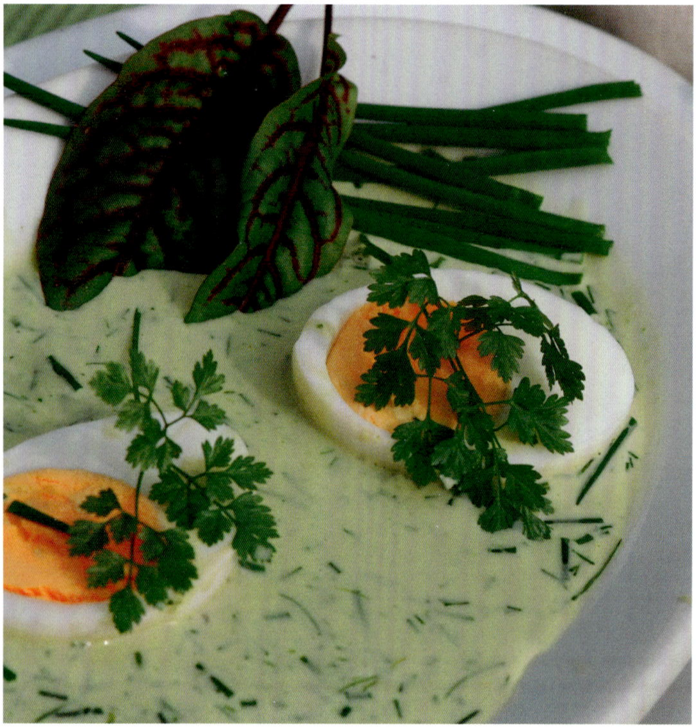

Hamburger Eiersalat

2 gekochte Rote Beete aus dem Kühlregal, 2 Gewürz-Gurken, ½ Zwiebel, 5 Stängel glatte Petersilie, 1 ganzes gekochtes Ei, 3 gekochte Eier ohne Eigelb, 1 Packung Ruccola Salat

Für das Dressing: 1 EL weißer Balsamico Essig, 20 ml Brühe, Salz/Pfeffer

Alles zerkleinern. Für das Dressing: alle Zutaten zusammenmischen. Etwas durchziehen lassen.

Spargel mit Eiern und mildem Limetten-Korianderdressing

8 Stangen Spargel, 4 gekochte Eier ohne Eigelb, 1 Limette, frischer Schnittlauch oder Koriander, Stevia, Salz/Pfeffer

Für das Dressing: 1 Limette, 1 Prise Stevia, Salz/Pfeffer

Eier kochen, pellen, Eigelb entfernen, Eiweiß in kleine Würfel teilen. Spargel kochen. Spargel mit Dressing anrichten. Eier und gehackte Kräuter darüber streuen.

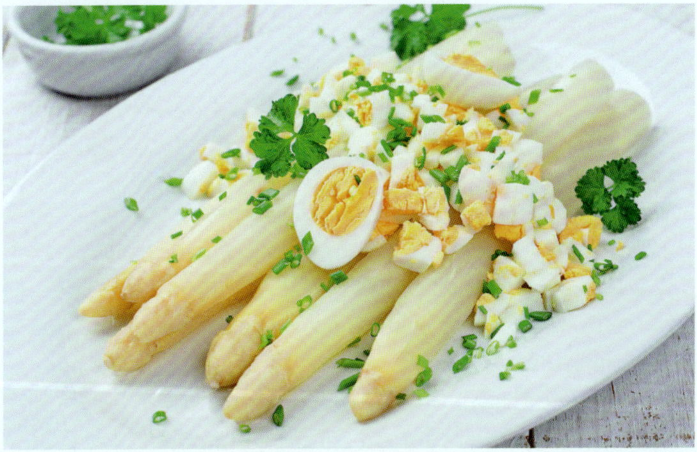

Eiersalat mit Estragon-Senf-Dressing

1 ganzes gekochtes Ei, 4 gekochte Eier ohne Eigelb, ½ Zwiebel, ½ Bund Schnittlauch
Für das Dressing: 2 EL Magerjoghurt, ½ Zitrone, ¼ TL Estragon Senf, Salz/Pfeffer

Eier kann man immer gekocht im Kühlschrank haben. Benutzen Sie für Eiersalate 1 ganzes gekochtes Ei und 3 Eier ohne das Eigelb, da diese sonst zu fett sind.

Selleriequark mit Eiern

250 g Magerquark, 1 Stange Sellerie, ½ geschälter Apfel, ½ Zwiebel, etwas Zitronensaft, 1 Prise Cayennepfeffer, 1 Prise Paprika, Salz/Pfeffer, Eiweiß von drei hart gekochten Eiern (ohne Eigelb)

Magerquark mit etwas Zitronensaft glatt rühren. Stangensellerie und Apfel in 1 cm große Stückchen schneiden. Zwiebel hacken. Unter den Quark mischen. Eier kochen, schälen und Eigelb entfernen, Eiweiß in Stücke schneiden und unterheben.

EIER

Frittata mit Blattspinat und Salat

Eine Tiefkühlpackung Blattspinat auftauen lassen oder in heißem Wasser kurz aufkochen. In Sieb abschütten, gut abtropfen lassen, ggf. noch etwas ausdrücken. Zwiebel und Knoblauch fein hacken und mit 1 EL Wasser in einer Pfanne glasig dünsten. 2 ganze Eier, 2 Eiweiß, Salz, 1EL ungesüßtes Protein zum Binden, 1 EL Quark, angebratene Zwiebeln und Knoblauch, gemahlenen schwarzen Pfeffer, Salz glatt rühren. Dann mit dem Spinat und in Scheibchen geschnittenen Champignons mischen. 1 TL Öl in einer beschichteten Pfanne erhitzen. Die Spinat-Champignon-Ei-Masse bei mittlerer Hitze auf einer Seite ausbacken. Sobald das Ei gestockt ist und sich die Unterseite von der Pfanne lösen lässt, legen Sie einen Teller auf die Frittata in der Pfanne, drehen die Pfanne um und stürzen die Frittata auf den Teller. Lassen Sie sie vom Teller dann wieder in die Pfanne gleiten, um die andere Seite anzubraten.

Servieren Sie die Frittata zum Beispiel mit Feldsalat mit einem leichten Senf-Joghurt-Zitrone-Dressing.

Für 2 Personen:
300 g tiefgekühlter Blattspinat,
5 Champignons,
½ Zwiebel,
1 Zehe Knoblauch,
2 ganze Eier,
2 Eiweiß,
1 EL ungesüßtes Protein,
1 EL Quark,
Salz,
gemahlener schwarzer Pfeffer

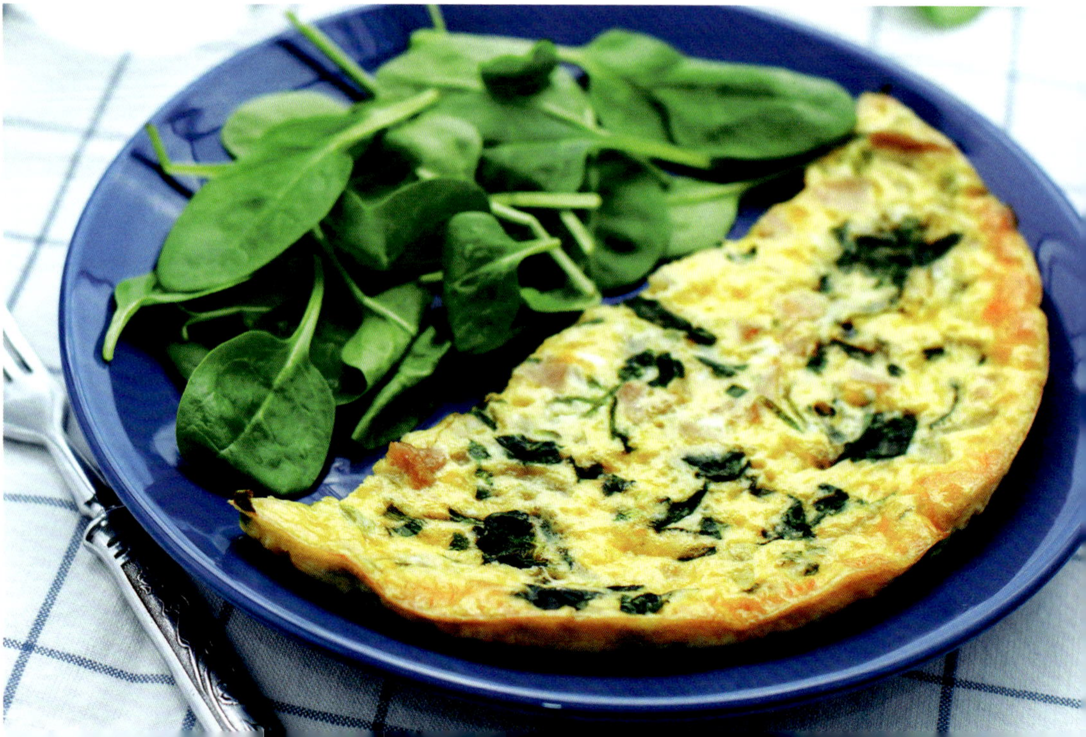

Quark-Eiweiß-Pancakes mit Erdbeeren

Für 2 Personen:
2 EL Quark,
3 gehäufte EL Vanille-Protein, 2 ganze Eier,
2 Eiweiß,
Stevia

Alle Zutaten in einer Schüssel mit dem Schneebesen glatt rühren. Beschichtete Pfanne mit einem ½ TL Öl erhitzen und zwei Pancakes auf mittlerer Hitze von beiden Seiten goldbraun bräunen. 3 EL Quark mit etwas Wasser und Stevia glatt rühren. Zusammen mit 150 g Erdbeeren oder Himbeeren servieren.

Alternativ: 1 Apfel in Stücke schneiden, etwas Wasser in einem Topf erhitzen und Apfelstücke kurz andünsten. Mit Zimt abschmecken und auf den Pancakes verteilen.

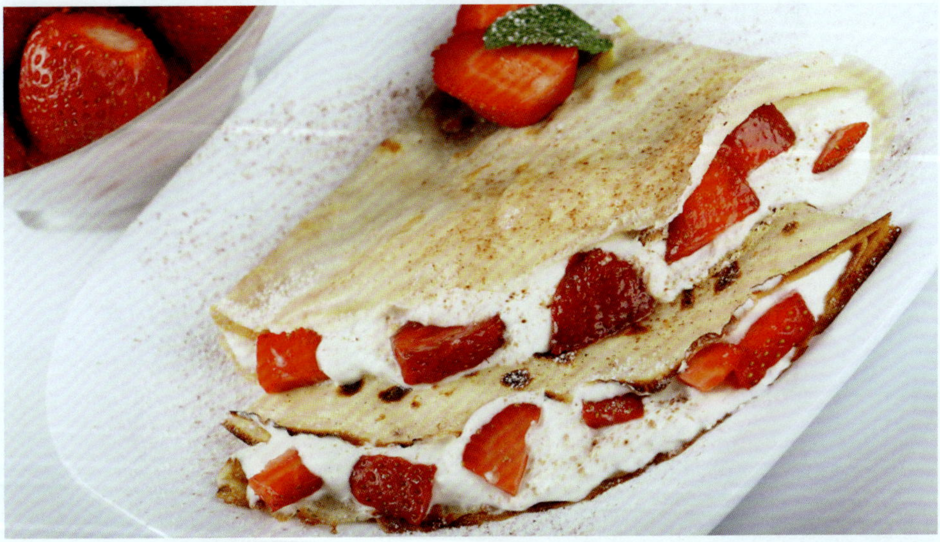

Schoko-Quark-Eiweiß-Pancakes mit Birne

Für 2 Personen: 2 EL Quark, 3 gehäufte EL Schoko-Protein, 2 ganze Eier, 2 Eiweiß, 1 Prise Zimt, 1 TL Kakao, Stevia, 1 weiche Birne

Alle Zutaten in einer Schüssel mit dem Schneebesen glatt rühren. Beschichtete Pfanne mit ½ TL Öl erhitzen und zwei Pancakes von beiden Seiten bei mittlerer Hitze goldbraun bräunen. Die Birne in Stücke schneiden, auf den Pancakes verteilen und mit Zimt bestreuen.

Hühnerbrust an Orangensoße mit Fenchelgemüse

100 g Hühnerbrust,
1 Bio-Orange,
Schale der Orange,
2 Zweige Thymian,
1 Zweig Rosmarin,
1 TL roter Pfeffer,
½ Knolle Fenchel,
1 kleine Zwiebel,
50 ml Gemüsebrühe,
Salz,
schwarzer Pfeffer,
½ TL Mondamin

Die Orangenschale mit einer Reibe abreiben oder einen Zester verwenden (siehe Seite 149). Die Orange auspressen. Thymian abzupfen.

Fenchel in 2 cm kleine Stücke schneiden und in einem beschichteten Topf kurz anbraten. Gemüsebrühe dazugeben. Mit einem Deckel abdecken und 10 Minuten dünsten.

Die Hühnerbrust mit 1 EL Wasser in einer beschichteten Pfanne zusammen mit dem abgezupften Rosmarin anbraten. Wenn das Fleisch gar ist, die sehr fein gehackten Zwiebeln dazugeben, bis diese glasig goldgelb sind. Orangensaft mit rotem Pfeffer und Thymian in die Pfanne geben. ½ Löffel Mondamin in die Soße einrühren und ganz kurz eindicken lassen. Mit dem Fenchel zusammen servieren.

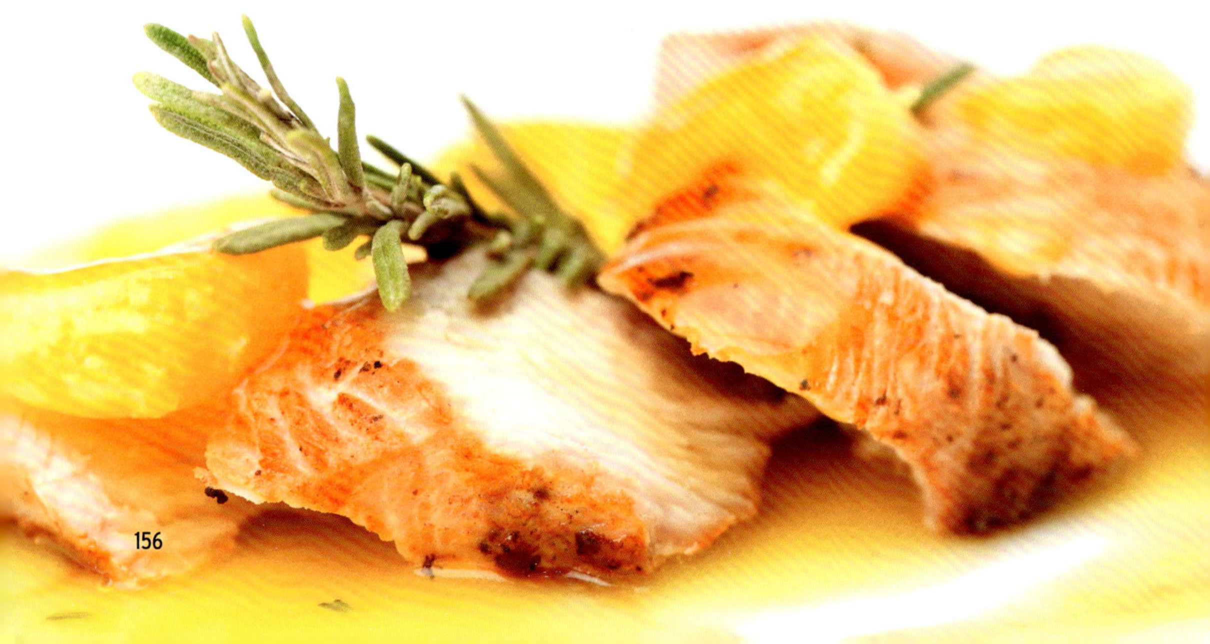

Hühnerbrust in Salbei-Zitronensoße mit grünen Bohnen

100 g Hühnerbrust, 1 Tiefkühlpackung grüne Bohnen, Saft einer Bio-Zitrone, Bio-Zitronenschale, frischer Salbei, 1 Zweig Rosmarin, Meersalz, schwarzer Pfeffer

Die Schale der Biozitrone mit einem Zester in dünnen Streifen abziehen (siehe Tipp Seite 149). Dann die Zitrone auspressen. Die grünen Bohnen in kochendem Wasser circa 8 Minuten gar ziehen lassen. Währenddessen die Hühnerbrust mit einem 1 EL Wasser in einer beschichteten Pfanne zusammen mit dem abgezupften Rosmarin anbraten. Zitronensaft und Salbeiblätter in die Pfanne geben und den Bratenfond am Grund der Pfanne abrühren. Zitronensaft nie länger kochen, da dieser das Aroma verliert.

Mit den Bohnen und den Salbeiblättern auf der Hühnerbrust servieren.

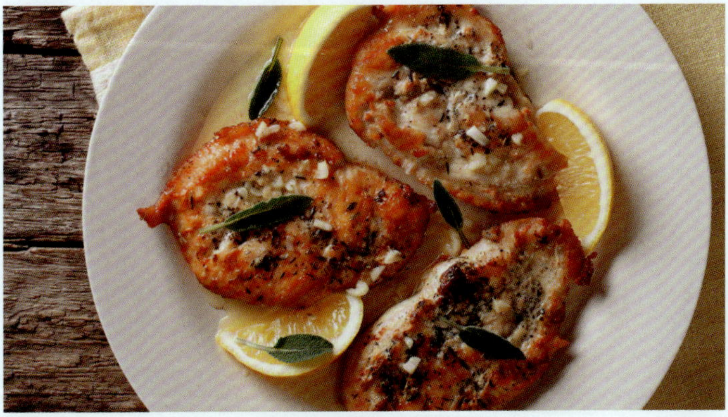

Tipp: Thymian, Rosmarin, Salbei kann jeder auf seinem Fenstersims in einem Blumenkasten haben. Die Pflanzen sind winterfest und man kann ganzjährig davon abzupfen. Rosmarin können Sie immer direkt beim Anbraten dazugeben. Thymian erst zum Schluss beifügen.

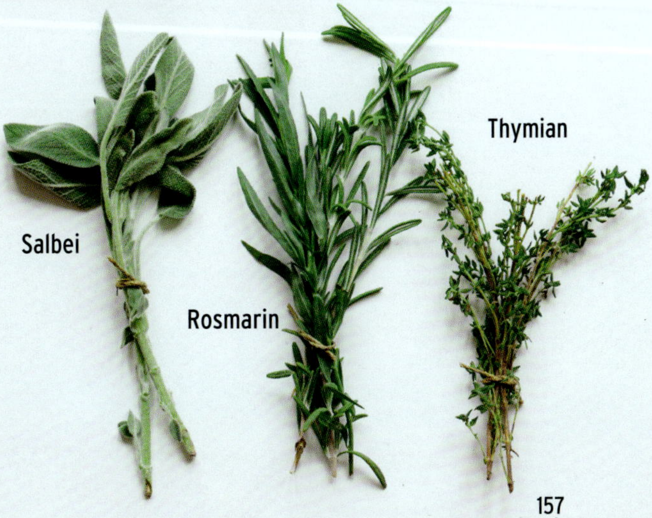

Asiatische Pfanne mit Thai-Basilikum

HÜHNERBRUST

Für 2 Personen:
200 g Hühnerbrust oder Tofu,
100 ml Gemüse- oder Hühnerbrühe,
150 g tiefgekühlte grüne Bohnen,
1 rote Paprikaschote,
1 Zwiebel,
1 rote Chilischote,
1 EL gehackter Ingwer,
2 TL indische Currypaste,
1 Limette,
Schale der Limette,
4 Zweige Thai-Basilikum,
Salz

Entdecken Sie das nach Anis schmeckende süßliche Thai-Basilikum. Sie könnten einen Ausflug in den Asia-Laden machen und kaufen dort auch gleich noch eine Curry-Paste.

Hühnerfleisch in kleine Würfel schneiden. Ingwer klein hacken. Chilischote halbieren, die Kerne unter fließendem Wasser entfernen und klein hacken. Fleisch mit gehacktem Ingwer und Chili in einem beschichteten Topf oder einer hohen beschichteten Pfanne anbraten. Bohnen, geschnitten Paprika, Curry-Paste mit der Brühe dazugeben.

Für 10–15 Minuten bei geschlossenem Deckel köcheln lassen. Zum Schluss Limettensaft, Limettenschale und Thai-Basilikum dazugeben und sofort servieren. Thai-Basilikum bitte nicht mitkochen. Er verliert dann an Geschmack.

Dieses Gericht kann auch mit Tofu-Würfeln gemacht werden. Würfel einfach in den letzten 3 Minuten Kochzeit dazufügen.

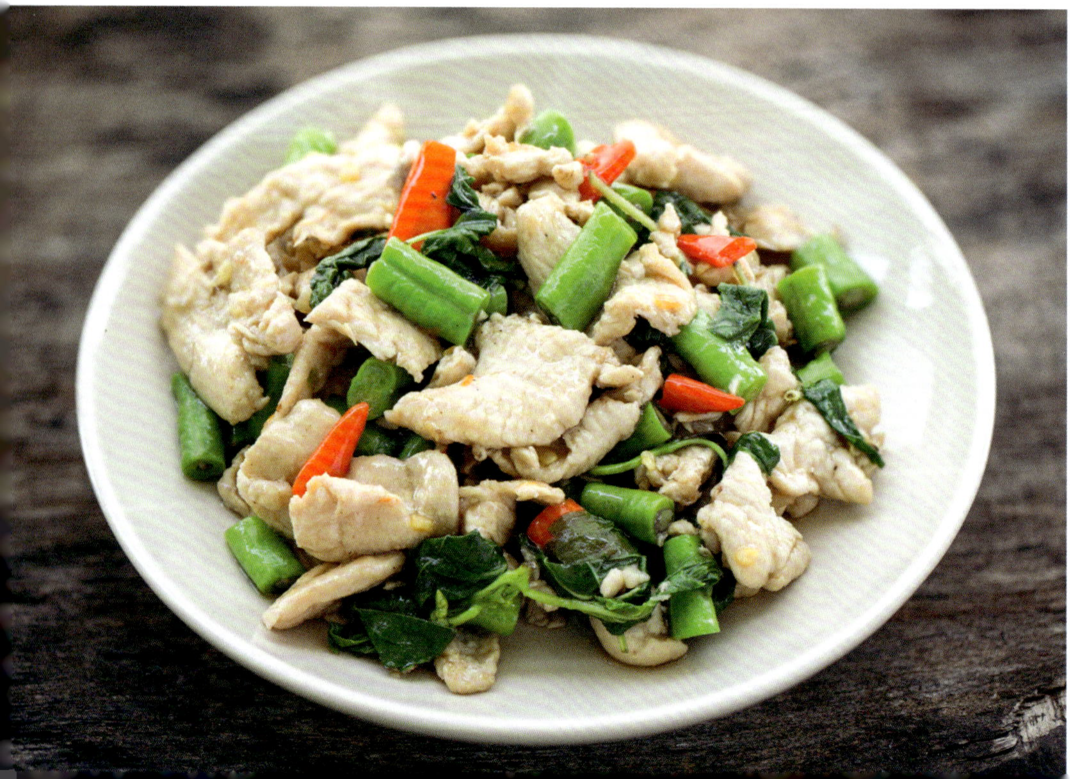

Tipp: Asiatische Variationen

Diese asiatischen Pfannengerichte kann man endlos variieren. Mit Rindfleisch, Fisch oder Tofu, den man separat anbrät und zum Schluss zum Gericht dazugibt.
Mit verschiedenen Gemüsen: Brokkoli, Champignons, Zucchini. Mit Koriander statt Thai-Basilikum. Mit und ohne Sojasoße. Mit 2 EL Tomatenpüree kann man, wie im Bild zu sehen, die Saucen andicken.

In der Stoffwechselkur sollte man keine Kokosnussmilch verwenden, da diese hochkalorisch ist. Ein Trick für Soßen, die etwas cremiger sein sollen: ganz zum Schluss 2 EL Löffel Joghurt unterziehen und sofort servieren. Auf keinen Fall aufkochen, dann gerinnt der Joghurt.

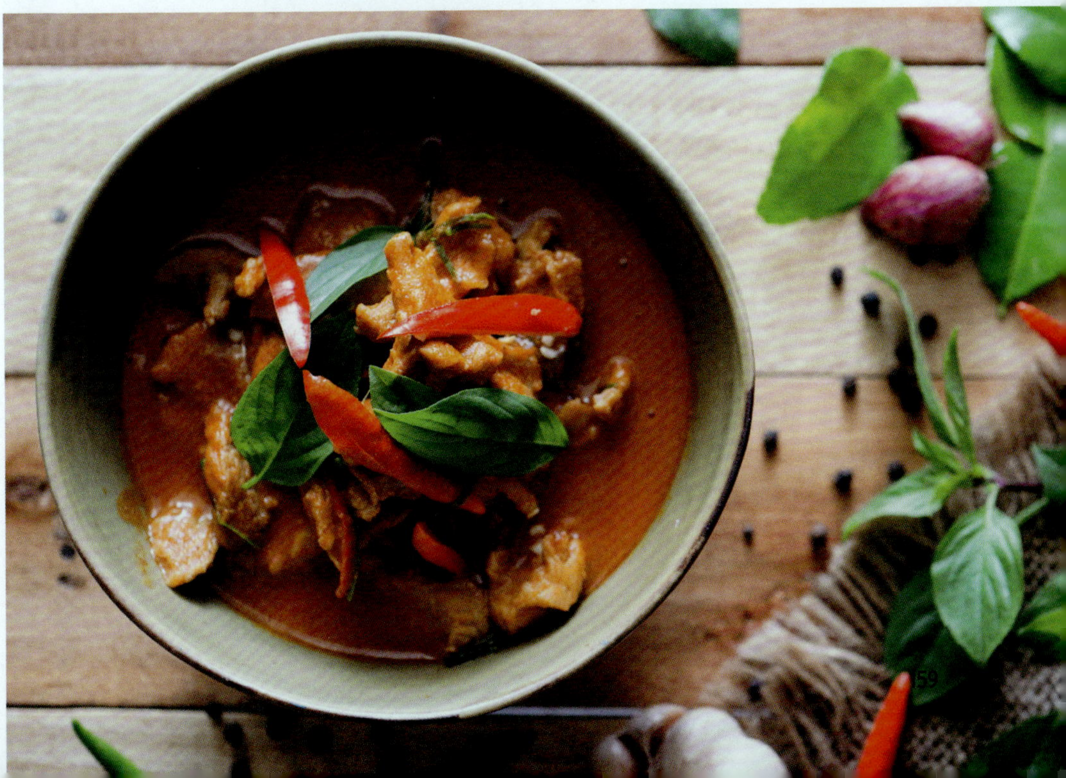

Ratatouille mit Hühnerbrust oder Tofu

Für 3 Personen:
200 g Hühnerbrust oder Tofu, 1 große Zucchini, 1 Aubergine, 2 Zwiebeln, 4 Tomaten, 1 Dose geschälte Tomaten, 3 Knoblauchzehen, Rosmarin, Oregano, Thymian (evtl. als italienische Kräutermischung), Paprika

Sie können die Hühnerbrust als Ganzes separat braten und das Ratatouille dazu essen, Sie oder machen sich eine große Portion Ratatouille mit dem Hühnerfleisch als Einlage und essen mehrere Tage davon, oder Sie frieren eine Portion ein.

Hühnerbrust in Würfel schneiden. Zwiebeln schälen und schneiden. Restliches Gemüse würfeln oder kleinschneiden. Hühnerfleisch kross anbraten. Dose geschälte Tomaten und alle restlichen Zutaten zusammen in den Topf geben.

Bei geschlossenem Deckel 20 Minuten kochen lassen.

Die Tofuwürfel statt Huhn einfach zum Schluss dazugeben, und kurz durchwärmen.

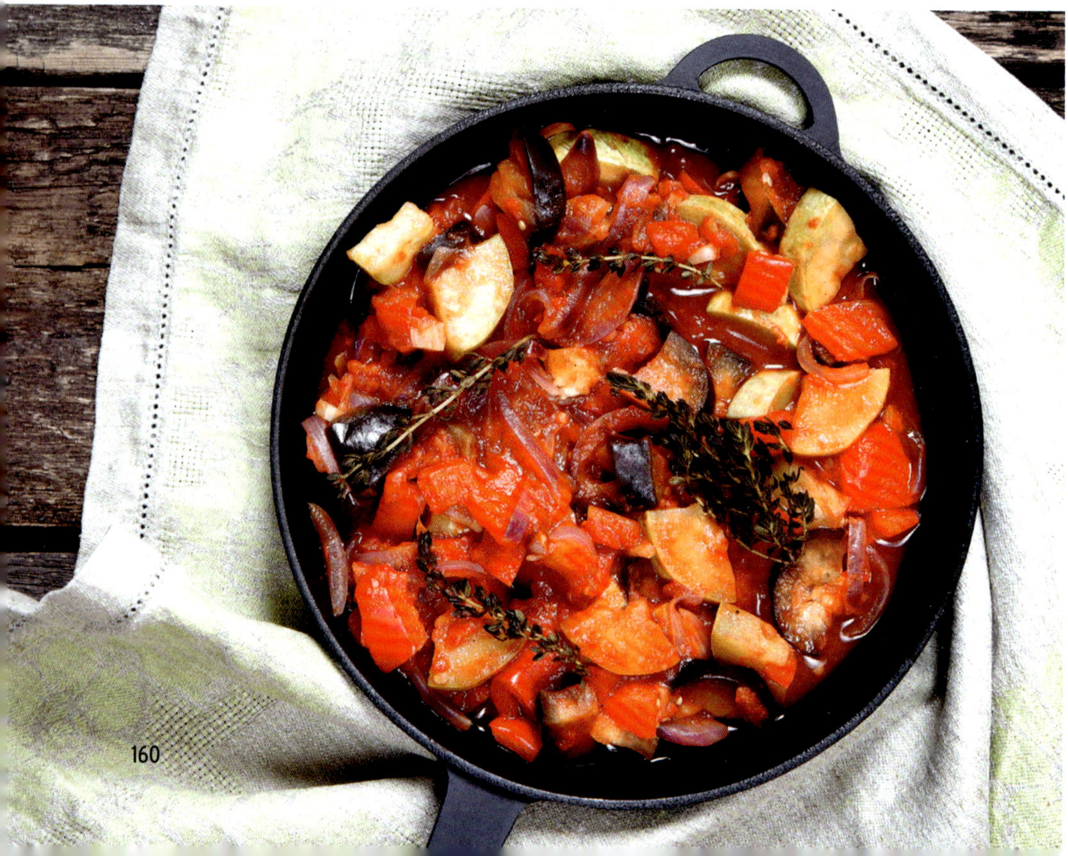

Fleischbällchen aus dem Ofen

Zutaten klein hacken und zusammen mit dem Ei in einer Schüssel verkneten. 8 kleine Fleischbällchen formen und auf ein Blech mit Backpapier legen. Im vorgeheizten Ofen bei 200 Grad 20 Minuten backen. Einfach mit einem Salat servieren.

Werden Sie einfach kreativ mit verschiedenen Gewürzen und Kräutern. Die Fleischbällchen sind auch ideal für unterwegs oder im Büro.

Für 6 Portionen:
400 g mageres Rinderhackfleisch,
2 TL Senf,
1 Ei,
1 TL Paprika,
2 TL Kapern aus dem Glas,
½ Bund glatte Petersilie,
2 Knoblauchzehen,
1 Gemüsezwiebel

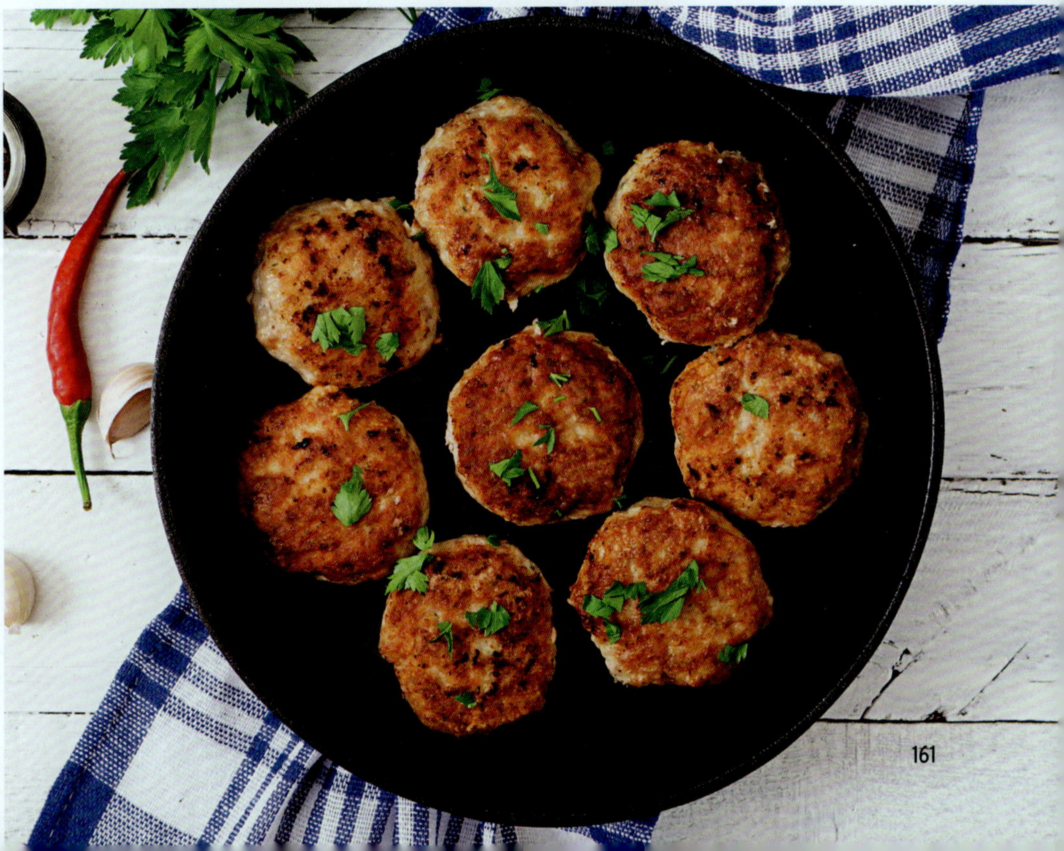

Lachs mit gedämpftem Mangold

300 g Mangold, 50 ml Gemüsebrühe, 100 g Lachs, 1 TL Sesamkörner, ½ Zitrone, ¼ TL frischer Pfeffer, Salz

Sesamkörner in der Pfanne anrösten und zur Seite stellen. Mangold waschen, putzen und tropfnass zusammen mit dem gehackten Knoblauch in die kochende Gemüsebrühe geben.

Mit Deckel abdecken und wenige Minuten kurz dünsten, sodass der Mangold nicht zu weich wird.

Lachs anbraten und mit Zitronensaft ablöschen. Mit Mangold, Lachs und aufgestreutem Sesam servieren.

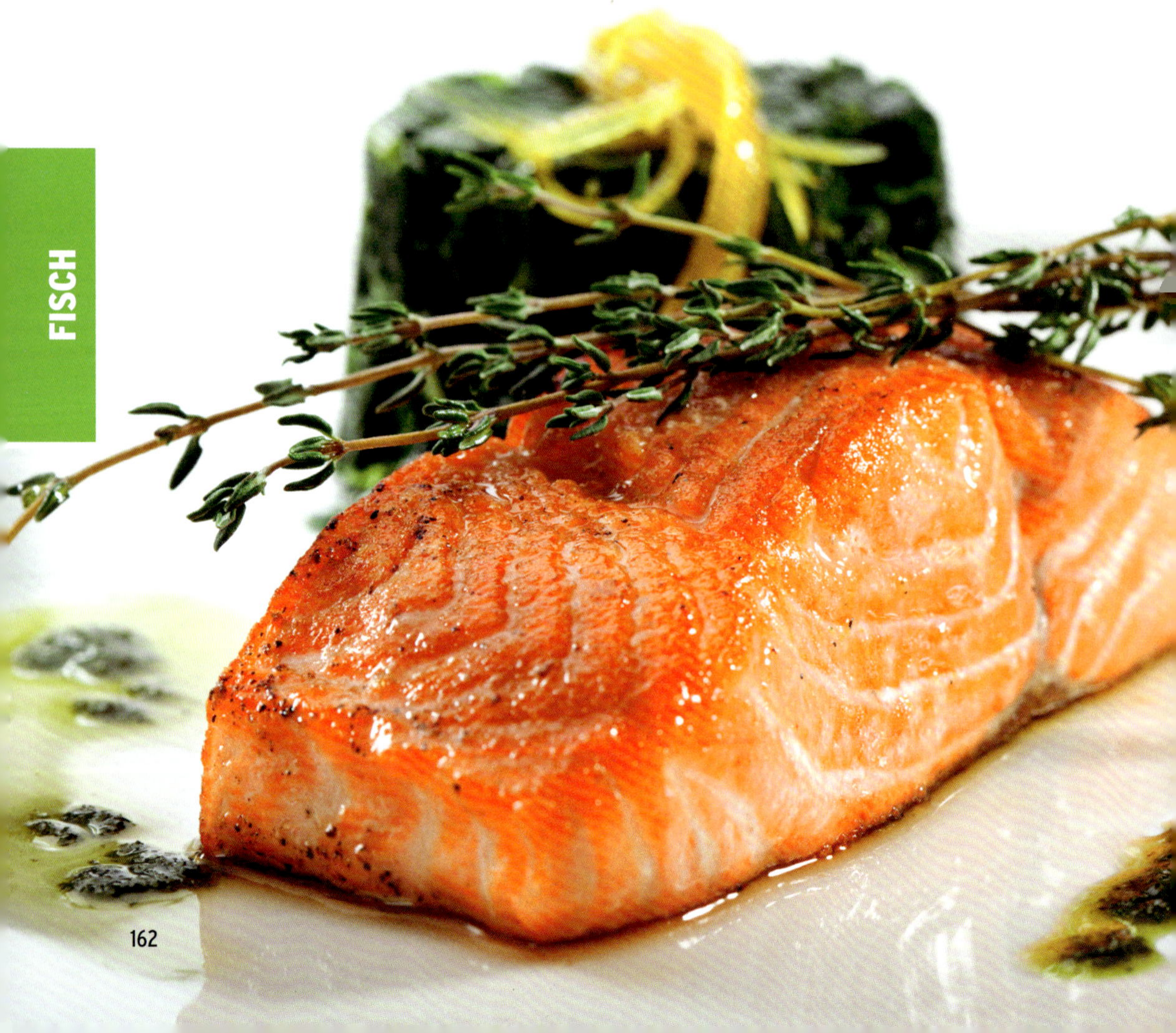

Lachs an Estragon-Zwergtomaten-Fenchel-Gemüse

100 g Lachs, 6 Cherry-Tomaten, frischer Estragon, ½ Knolle Fenchel, Saft einer halben Zitrone, 50 ml Gemüsebrühe, Salz, schwarzer Pfeffer, 1 Messerspitze Paprika

Estragon und Fisch sind eine besonders schöne Kombination. Fenchel in 2 cm große Stücke schneiden. Die grünen Blättchen vom Fenchel klein hacken und beiseite stellen. Den Lachs in einer beschichteten Pfanne anbraten. Fenchel und die Brühe dazugeben. Die Pfanne abdecken und den Fenchel 10 Minuten leicht gar köcheln lassen. Den Zitronensaft dazugeben. Die Cherry-Tomaten in die Pfanne geben. Zugedeckt für weitere 5 Minuten gar ziehen lassen. Salzen, pfeffern und etwas Paprika dazu geben.

Mit den abgezupften Estragonblättern und dem gehackten Fenchelgrün servieren.

Lachs auf Lauch-Sellerie Gemüse an Zitronensenf Sauce

120 g Lachs, 1 Stange Sellerie, 1 Stange Lauch, 4 Stängel Dill, 1 Knoblauchzehe, 1 Zitrone, 1 TL körniger Senf, 4 EL Bio-Gemüsebrühe

Das Gemüse waschen. Sellerie in feine Streifen und Lauch in dünne Ringe schneiden. Dill kleinhacken und mit dem Gemüse mischen. Mit Salz und Pfeffer würzen. Lachsfilet waschen, trocken tupfen, salzen und pfeffern. Ein großes Stück Alufolie zuschneiden und in eine Auflaufform legen. Das Gemüse in der Mitte der Folie verteilen. Das Fischfilet draufsetzen. Die Seitenränder der Folie hochklappen. Saft einer Bio-Zitrone, 1 TL körniger Senf, 1 gehackte Knoblauchzehe, 4 EL Brühe in einer Tasse verquirlen und über den Fisch geben. Die Folienränder zusammenfalten und zu einem Päckchen verschließen.

Bei 200 Grad 15 Minuten im Ofen garen lassen.

Fisch mit mediterranem Gemüse im Ofen

Für 2 Personen:
200 g Fisch,
10 Cherry-Tomaten,
1 kleine Zucchini,
1 rote und 1 gelbe Paprikaschote,
1 rote Zwiebel,
2 Knoblauchzehen,
½ Bund glatte Petersilie,
2 Limetten,
50 ml Gemüsebrühe,
frischer Rosmarin & Thymian oder getrocknete Kräuter der Provence,
Meersalz, Pfeffer

Die Zutaten zerkleinern und in einen Bräter legen. Den Fisch obenauf legen. Zwei Limetten auspressen und den Saft mit der Brühe zum Gemüse geben. Den Bräter mit Alufolie abdecken, damit das Gemüse im Ofen nicht austrocknet.

Bei 200 Grad im Ofen auf mittlerer Schiene 20 Minuten garen lassen.

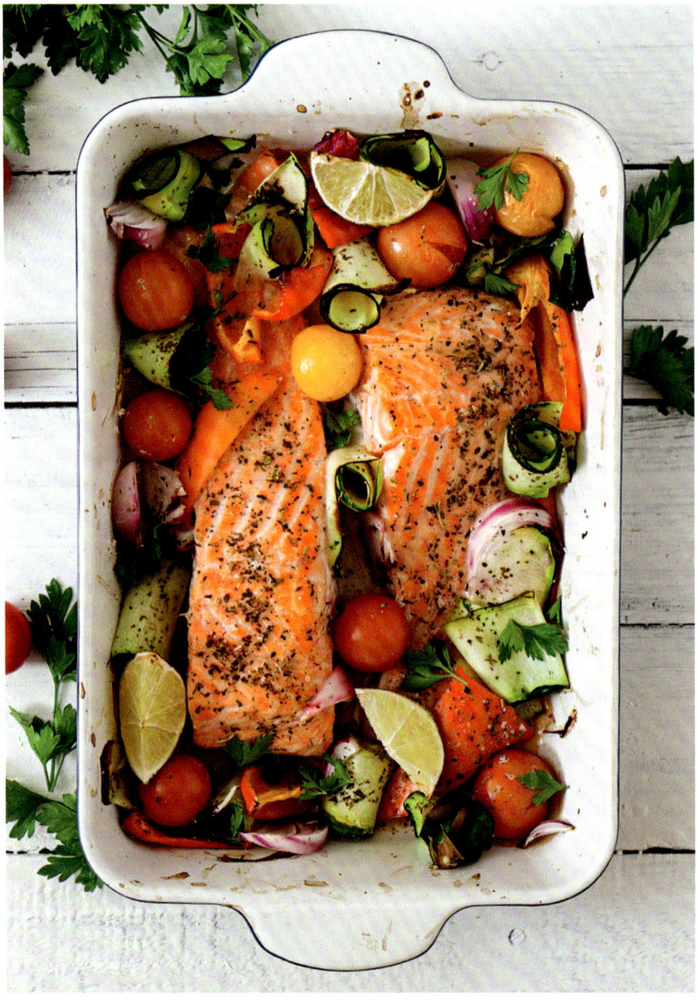

Gemüsesuppe mit Seidentofu

Seidentofu hat wesentlich weniger Fett als Tofu. 47% der Kalorien kommen aus Eiweiß. Er eignet sich besonders als Eiweißeinlage in Suppen.

Gemüsebrühe aufkochen. Geschnittene Frühlingszwiebeln, in schmale Scheibchen geschnittene Champignons, und sehr fein geschnittene Zucchinistreifen darin 3 Minuten kurz kochen. Seidentofu in Streifen schneiden, in die Suppe geben und kurz durchziehen lassen. Mit 2 EL Sojasauce und Limettensaft würzen. Suppe anrichten mit gewürfeltem Ei und gehacktem Koriander garnieren.

150 g Champignons,
1 halbe Zucchini,
1 Bund Frühlingszwiebeln,
150 g Seidentofu,
1 gekochtes Ei,
5 Stängel Koriander,
600 ml Bio-Gemüsebrühe,
1 Limette,
2 EL Sojasauce,
¼ TL Curry

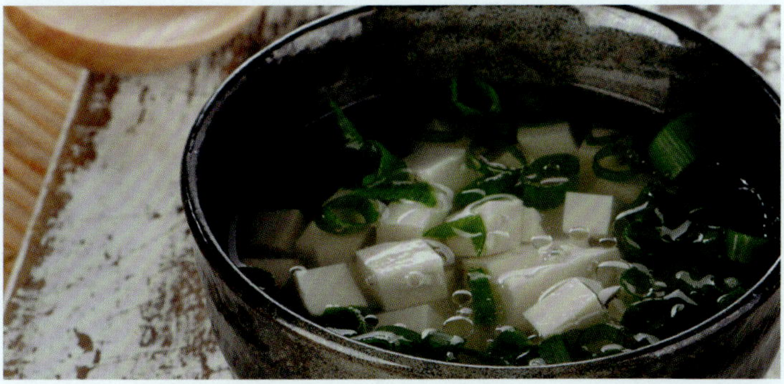

Asiatisches Gemüsegericht mit Soja oder Huhn

Für 2 Personen: 200 g Tofu oder Hühnerbrust, 1 Zucchini, 1 Paprika, 1 Zwiebel, 1 fein gehackte Peperoni, 1 TL gehackter Ingwer, 1 Bund frischer Koriander, ¼ l Gemüsebrühe, 1TL Sojasoße, ¼ TL Curry, Schale und Saft einer ungespritzten Zitrone
Für die Marinade: Saft einer Zitrone, Sojasoße, 2 Knoblauchzehen, 1 EL geriebener Ingwer

Tofu in kleine Würfel schneiden und mit Zitronensaft, etwas Sojasoße, dem gepressten Knoblauch und klein gehackten Ingwer 1 bis 2 Stunden marinieren. Zucchini, Paprika, Zwiebel klein schneiden. Die Peperoni, den Ingwer mit dem Curry anbraten. Mit Gemüsebrühe dazugeben. Mit der Sojasoße und dem Zitronensaft ablöschen. Die zerkleinerte Zitronenschale ebenfalls dazugeben. Tofu bei mittlerer Hitze in separater Pfanne goldbraun anbraten. Zusammen mit den frischen Korianderblättchen und dem Gemüse servieren.

Scharfer Thai-Möhren-Salat

200 g fertige frische Möhrenstifte,
100 g Hühnerbrust oder Tofu,
¼ Peperoni,
5 Zweige frischen Koriander,
3 Frühlingszwiebeln

Für das Dressing:
1 Bio-Limette,
Schale der Limette,
1 Knoblauchzehe,
½ TL geriebenen Ingwer,
Curry oder besser Curry-Paste aus dem Asia-Laden,
Stevia,
Salz/Pfeffer

Vorab: Der glykämische Index und der Kaloriengehalt von rohen(!) Möhren ist niedrig. Diese können also verwendet werden. Nur gekochte Möhren sollten absolut nicht verwendet werden, weil sie zu schnell in die Blutbahn kommen.

Saft einer Limette, geriebener Ingwer, Limettenschale fein gehackt, fein gehackte Knoblauchzehe, Salz, Pfeffer, etwas Stevia mischen und kurz durchziehen lassen. Dann über die Möhrenstifte geben.

Die Kerne der Peperoni entfernen und klein hacken. Hühnerbrust oder Tofu in sehr kleine (2 x 2 cm) Stücke schneiden und zusammen mit der Peperoni anbraten. Mit Curry oder einer indischen Marsalapaste aus dem Glas in der Pfanne würzen. Zusammen mit dem gehackten Koriander auf dem Möhrensalat servieren.

Koriander bekommt man inzwischen in jedem besseren Supermarkt. In der Stabilisierungsphase wird das Dressing im Original-Rezept mit einem Teelöffel geröstetem Sesamöl gemacht.

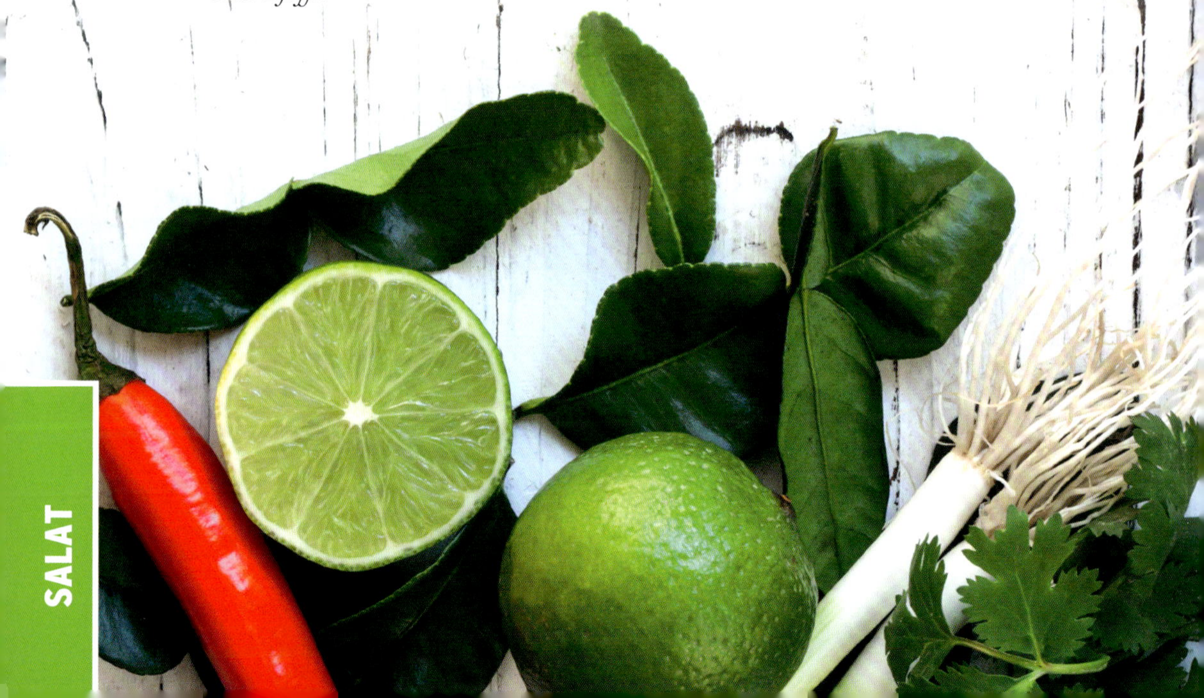

Sesamhühnerbrust auf Rucola

Eigelb und Eiweiß trennen. Hühnerbrust in drei lange Streifen schneiden und auf einem Teller in Eiweiß und Sesam wenden. In einer beschichteten Pfanne ohne Fett anbraten. Wenn das Fleisch und Sesam gebräunt sind mit 1 EL Balsamico-Essig ablöschen. Rucola-Salat mit Erdbeeren in einer Schüssel im Dressing mischen. Sesamhühnchen auf Salat servieren.
Bitte nur 1 TL Sesam für den nussigen Geschmack einsetzen. 1 TL hat ungefähr 30 Kalorien.

100 g Hühnerbrust,
1 Ei,
1 TL Sesam,
1 Packung Rucola,
5 Erdbeeren

Für das Dressing:
1 EL Balsamico-Essig,
3 EL Gemüsebrühe,
Stevia,
Meersalz,
Pfeffer

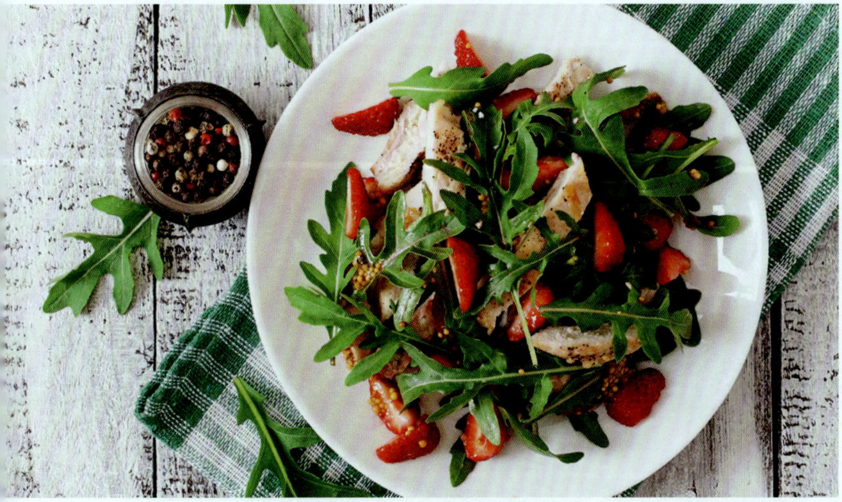

Lauwarmer Lauch-Salat mit Hühnerbrust oder Tofu

Lauch in 3 cm lange Stücke schneiden, in Gemüsebrühe geben und leicht köcheln lassen, bis er gar ist. Marinade: Saft einer Zitrone, 1 TL Senf, Salz, Pfeffer und etwas Stevia, um die Säure zu nehmen, verquirlen. Hühnerbrust oder Tofu schneiden und mit einem Zweig Rosmarin anbraten. Zusammen mit dem Lauch lauwarm servieren.

100 g Hühnerbrust oder Tofu,
Rosmarin,
2 Stangen Lauch,
50 ml Gemüsebrühe,
Saft einer Zitrone,
1 TL körniger Senf,
Stevia,
Salz/Pfeffer

Weitere Informationen zur Stoffwechselkur

Haben Sie jetzt im Anschluss an das Buch noch Fragen zur Stoffwechselkur und wie man sie im Detail durchführt? Ich werde oft gefragt, warum ich im Buch keine Produkte nenne, oder etwas zum Thema Produktqualität sage. Ich habe das bewusst als Medizinjournalist nicht ins Buch aufgenommen.

Wenn Sie dennoch Antworten suchen auf Ihre Fragen: Bitte richten Sie sich an die- oder denjenigen, die/der Ihnen das Buch bzw. die Stoffwechselkur bereits empfohlen hat! Das ist ganz wichtig! Die Erfahrungen liegen dort vor und Sie werden dort – unter Freunden – immer bestens betreut.

Sollten Sie aus eigenen Stücken und ohne Empfehlung auf das Buch aufmerksam geworden sein, z.B. über die Presse oder den Buchhandel, dann – und nur dann – wenden Sie sich gerne mit Ihren Fragen für eine kostenlose Beratung an folgende E-Mail: Stoffwechselkur-Information@t-online.de

1. Anderson J et al. Long-term weight-loss maintenance: a meta-analysis of US studies. Am J Clin Nutr.2001: 74:579-84.

2. BMEL-Ernährungsreport 2017. Bundesgesundheitsministerium. 2017.

3. Thorogood et a. Isolated Aerobic Exercise and Weight Loss: A Systematic. Review and Meta-Analysis of Randomized Controlled Trials. Am J Med.2011; 124 (8): 747-758.

4. Brand-Miller JC et al. Glycemic index and obesity. Am J Clin Nutr. 2002; 76:218-25.

5. Lenoir M. Intense sweetness surpasses cocaine reward. PLoS One 2007; 2(8):e698.

6. Stice E. Weight Gain is Associated with Reduced Striatal Response to Palatable Food. J Neuroscience. 2010; 30 (39)13105-9. 146.

7. Johnson PM. Dopamine D2 receptors in addiction-like reward dysfunction and compulsive eating in obese rats. Nature Neuroscience. 2010; 13:635–641.

8. Volkow N et al. Low dopamine striatal D2 receptors are associated with prefrontal metabolism in obese subjects: Possible contributing factors. Neuroimage. 2008 Oct 1; 42(4): 1537–1543.

9. Avena NM. Evidence of sugar addiction: behavioral and neurochemical effects of intermittent excessive sugar intake. Neurosci Biobehav Rev. 2008; 32(1):20-39.

10. 3Sat. Zucker macht süchtig und krank. https://www.youtube.com/watch?v=RHboDUKNeXk

11. Kenny P. Süchtig nach Essen. Spektrum der Wissenschaft. 18.10.2013. www.spektrum.de/news/suechtig-nach-essen/1210893. Abgerufen am 17.3.2017.

12. Avena NM et al. Evidence of sugar addiction: behavioral and neurochemical effects of intermittent excessive sugar intake. Neurosci Biobehav Rev. 2008; 32(1):20-39.

13. Avena NM et al. Animal models of sugar and fat bingeing: relationship to food addiction and increased body weight. Methods Mol Biol. 2012; 829:351-65.

14. Leidy HF et al. The role of protein in weight loss and mantenance. Am J Clin Nutr. 2015; 101 (Suppl):1320S-9S.

15. Leidy HF et al. The role of protein in weight loss and mantenance. Am J Clin Nutr. 2015; 101 (Suppl):1320S-9S.

16. Wycherley TP et al. Effects of energy-restricted high-protein, low-fat compared with standard-protein, low-fat diets: a meta-analysis of randomized controlled trials. Am J Clin Nutr. 2012; 96:1281–98.

17. Leidy HF et al. The role of protein in weight loss and mantenance. Am J Clin Nutr. 2015; 101 (Suppl):1320S-9S.

18. Halton TL et al. The Effects of High Protein Diets on Thermogenesis, Satiety and Weight Loss: A Critical Review. J Am Col Nut. 2004; 23 (5): 373–385.

19. Strasser B. et al. Effects of a caloric restriction weight loss diet on tryptophan metabolism and inflammatory biomarkers in overweight adults. Eu J Nutr. 2015; 54: 101–107.

20. Pagoto SL et al. Acute Tryptophan Depletion and Sweet Food Consumption by Overweight Adults. Eat Behav. 2009; 10(1): 36–41.

21. Nationale Verzehrsstudie II. Herausgeber: Max-Rubner-Institut Bundesforschungsinstitut für Ernährung und Lebensmittel. 2008.

22. Stough C., et al.: The effect of 90 day administration of a high dose vitamin B-complex on work stress. Human Psychopharmacol. Clin. Exp. 2011; DOI:10.1002/hup.1229.

23. Douglas C., et al.: The effect of an oral multivitamin combination with calcium, magnesium and zinc on psychological well-being in young healthy male volunteers: a double-blind, placebo-controlled trial. Psychopharmacology. 2000;150(2):220-225.

24. Kennedy D., et al.: Effects of high dose B vitamin complex with vitamin C and minerals on subjective mood and performance in healthy male. Psychopharmacology. 2010; 211:55–68.

25. McGill AT et al. Relationships of low serum vitamin D3 with anthropometry and markers of the metabolic syndrome and diabetes in overweight and obesity. Nutr J. 2008; DOI: 10.1186/1475-2891-7-4.

26. Need AG et al. Relationship between fasting serum glucose, age, body mass index and serum 25 hydroxyvitamin D in postmenopausal women. Clin Endocrinol. 2005; 62 (6): 738-741.

27. Wortsman J et al. Decreased bioavailability of vitamin D in obesity. Am J Clin Nutr. 2000; 72 (3): 690-693.

28. Wortsman J et al. Decreased bioavailability of vitamin D in obesity. Am J Clin Nutr. 2000; 72 (3): 690-693.

29. Jorde R et al. Effects of vitamin D supplementation on symptoms of depression in overweight and obese subjects: randomized double blind trial. J Int Med. 2008; 264: 599–609.

30. Puchacz E et al. Vitamin D increases expression of the tyrosine hydroxylase gene in adrenal medullary cells. Mol. Brain Res. 1996; 36: 193–196.

31. Rebecca E et al. Vitamin D deficiency and depression in adult: systematic review and meta-analysis. Brit. J. Psychiatry. 2013; 202:100-107.

32. Spedding S. Vitamin D and Depression: A Systematic Review and Meta-Analysis Comparing Studies with and without Biological Flaws. Nutrients. 2014; 6(4):1501-1518.

33. Gilbody S et al. Is low folate a risk factor for depression? A meta analysis and exploration of heterogeneity. J Epid Comm Health. 2007; 61: 631–7.

34. Long S et al. Effects of vitamin and mineral supplemetation on stress, mild psychiatric symptoms and mood. A meta-analysis. Psychosomatic Medicine. 2013; 75:144-153.

35. Rosenblum J et al. Calcium and vitamin D supplementation is associated with decreased abdominal visceral adipose tissue in overweight and obese adults. Am J Clin Nutr. 2012; 95:101-108.

36. Shahar DR et al. Dairy calcium intake, serum vitamin D, and successful weight loss. Am J Clin Nutr. 2010; 92 (Suppl 5), 1017–1023.

37. Major G et al. Calcium plus vitamin D supplementation and fat mass loss in female very low-calcium consumers: potential link with a calcium-specific appetite control. Br J Nutr. 2009; 101, 659–663.

38. Zemel M et al. Calcium and dairy acceleration of weight and fat loss during energy restriction in obese adults. Obesity Res. 2004; 12, 582–590.

39. Rosenblum J et al. Calcium and vitamin D supplementation is associated with decreased abdominal visceral adipose tissue in overweight and obese adults. Am J Clin Nutr. 2012; 95:101-108.

40. Shahar DR, et al. Dairy calcium intake, serum vitamin D, and successful weight loss. Am J Clin Nutr 2010; 92 (Suppl 5), 1017–1023.

41. Song Y et al. Oral magnesium supplementation reduces insulin resistance in non-diabetic subjects – a double-blind, placebo-controlled, randomized trial. Diabetic Medicine.2006; 23: 1050–1056.

42. Larsson SC et al. Magnesium Intake and Risk of Type 2 Diabetes. Meta-analysis of prospective cohort studies. J Int Med. 2007; 262: 208–214.

43. Meeran SM et al. Epigenetic targets of bioactive dietary components for cancer prevention and therapy. Clinical Epigenetics. 2010; 1:11.

44. Floiana S et al. Overweight, Obesity, and Depression A Systematic Review and Meta-analysis of Longitudinal Studies. Arch Gen Psychiatry. 2010;67(3):220-229.

45. Parra D et al. A diet rich in long chain omega-3 fatty acids modulates satiety in overweight and obese volunteers during weight loss. Appetite. 2008; 56: 676-80.

46. Howe P et al. Relationship between Erythrocyte Omega-3 Content and Obesity Is Gender Dependent. Nutrients. 2014; 6 (5:) 1850-1860.

47. Lin PY, Huang SY, Su KP. A meta-analytic review of polyunsaturated fatty acid compositions in patients with depression. Biol Psychiatry 2010; 68:140–147.

48. Grosso G et al. Role of Omega-3 Fatty Acids in the Treatment of Depressive Disorders: A Comprehensive Meta-Analysis of Randomized Clinical Trials. PloS ONE 2014; 9(5): e96905.

49. Bastianetto S et al. Protective Action of Resveratrol in Human Skin: Possible Involvement of Specific Receptor Binding Sites. PLoS ONE. 2010: 5(9): e12935.

50. Jorgensen LN et al. Less collagen production in smokers. Surgery. 1998; 123 (4): 450–455.

51. Anderson J et al. Health benefits of dietary fiber. Nutr Rev. 2009; 67(4):188-205.

52. Anderson J et al. Health benefits of dietary fiber. Nutr Rev. 2009; 67(4):188-205.

53. Salas-Salvadó J et al. Effect of two doses of a mixture of soluble fibres on body weight and metabolic variables in overweight or obese patients: a randomised trial. Br J Nutr. 2008; 99 1380-1387.

54. Birketvedt GS et al. Experiences with three different fiber supplements in weight reduction. Med Sci Monit. 2005; 11(1): PI5-8.

55. Birketvedt GS et al. Long-term effect of fibre supplement and reduced energy intake on body weight and blood lipids in overweight subjects. Acta Medica. 2000; 43(4):129-132.

56. Anderson J et al. Health benefits of dietary fiber. Nutr Rev. 2009; 67(4):188-205.

57. Norat T et al. Dietary fibre, whole grains, and risk of colorectal cancer: systematic review and dose-response meta-analysis of prospective studies. BMJ. 2011; 343: d6617.

58. Xu G et al. Dietary Fiber Intake reduces the risk for gastric cancer. A meta-analysis. Gastroenterology. 2013; 145: 113-120.

59. Coleman H et al. Dietary fiber and the risk of precancerous lesions and cancer of the esophagus: a systematic review and meta-analysis. Nutr Rev. 2013; 71:474-482.

60. Hahne D. Intestinale Mikrobiota: Ein „Ökosystem“ mit Potenzial. Dtsch Arztebl 2013; 110(8): A-320.

61. Thais CA et al. Persistent microbiome alterations modulate the rate of post-dieting weight regain. Natur. 2016;540: 544–551.

62. Jo-Jo-Effekt: Die Darmflora ist schuld. Übergewicht und Diät verändern Bakteriengemeinschaft im Darm nachhaltig. Scinexx.de. Das Wissensmagazin. URL: http://www.scinexx.de/wissen-aktuell-20879-2016-11–25.html (Stand 20.2.2017)

63. Lawrence AD et al. Diet rapidly and reproducibly alters the human gut microbiome. Nature. 2014; 505(7484): 559–563.

64. Qingqing Z et al. Effect of probiotics on body weight and body-mass index: a systematic review and meta-analysis of randomized, controlled trials. Int J Food Sci Nutr. 2016; 67(5).

65. Lim JS et al.Inverse associations between long-term weight change and serum concentrations of persistent organic pollutants. Int J Obes. 2011: 35, 744–747.

66. Beim Abspecken werden Schadstoffe ins Blut geschwemmt. Ärzte Zeitung, 22.09.2010.

67. Saad F et al. Testosterone as Potential Effective Therapy in Treatment of Obesity in Men with Testosterone Deficiency: A Review. Current Diabetes Reviews. 2012; 8:131-143.

68. Miller K et al. Effects of Testosterone Replacement in Androgen-Deficient Women with Hypopituitarism: A Randomized, Double-Blind, Placebo-Controlled Study. J Clin Endo Metab. 2006; 91 (5): 1683-1690.

69. Lichtman S et al. Discrepancy between self-reported and actual caloric intake and exercise in obese subjects. N Engl J Med. 1992; 327: 1893-1898.

70. Barrett M et al. A proprietary alpha-amylase inhibitor from white bean (Phaseolus vulgaris): A review of clinical studies on weight loss and glycemic control. Nutr J. 2011; 10: 24.

71. Celleno L et al. A dietary supplement containing standardized Phaseolus vulgaris extract influences body composition of overweight men and women. Int J Med Sci. 2007; 4:45–52.

72. Rothacker D. Reduction in body weight with a starch blocking diet aid: Starch Away comparison with placebo. 2003.

73. Wu X et al. Enhanced weight loss from a dietary supplement containing standardized Phaseolus vulgaris extract in overweight men and women. Journal of Applied Research. 2010; 10:73–79.

74. Thom E. A randomized, double-blind, placebo-controlled trial of a new weight-reducing agent of natural origin. J Int Med Res. 2000; 28:229–233.

75. Udani J et al. Blocking carbohydrate absorption and weight loss: a clinical trial using Phase 2 brand proprietary fractionated white bean extract. Altern Med Rev. 2004; 9:63–69.

76. Position der Deutschen Gesellschaft für Ernährung Vegane Ernährung. 12.04.2016. www.dge.de/wissenschaft/weitere-publikationen/dge-position/vegane-ernaehrung. Abgerufen am 19.3.2017.

77. Craig J. American Dietetic Association: Position of the American Dietetic Association: vegetarian diets. J Am Diet Assoc. 2009; 109:1266–1282.

78. Larsson L. Dietary intake and nutritional status of young vegans and omnivores in Sweden. The American journal of clinical nutrition. 2002; 76 (1):100–106.

79. Ibrahim E. Vitamin B12 and homocysteine status among vegetarians: a global perspective. American Journal of Clinical Nutrition. 2009; 89 (5): 1693–1698.

80. Craig J. American Dietetic Association: Position of the American Dietetic Association: vegetarian diets. J Am Diet Assoc. 2009; 109:1266–1282.

81. Davey GK. EPIC–Oxford: lifestyle characteristics and nutrient intakes in a cohort of 33 883 meat-eaters and 31 546 non meat-eaters in the UK. Public Health Nutr. 2003; 6(3):259-69.

82. FOCUS 34, 2004. In: Strunz U. Forever Young News. Olympia 20.6.2016.

83. Whitlock G et al. Body-mass index and cause-specific mortality in 900 000 adults: collaborative analyses of 57 prospective studies. Lancet. 2009;373(9669):1083-96.

84. Gatz M et al. Midlife overweight and obesity increase late-life dementia risk: a population-based twin study. Neurology. 2011;76(18):1568-74.

85. Whitmer RA et al. Obesity in middle age and future risk of dementia: a 27 year longitudinal population based study. BMJ. 2005;330(7504):1360.

86. Renehan AG et al. Body-mass index and incidence of cancer: a systematic review and meta-analysis of prospective observational studies. Lancet. 2008;371(9612):569-78

87. Van der Steeg JW et al. Obesity affects spontaneous pregnancy chances in subfertile, ovulatory women. Hum Reprod.2008;23(2):324-8.

88. Scottish Intercollegiate Guidelines Network (SIGN). Management of Obesity. A national clinical guideline. Edinburgh: SIGN; 2010 (SIGN Publications; 115).

89. Metwally M et al. Does high body mass index increase the risk of miscarriage after spontaneous and assisted conception? A meta-analysis of the evidence. Fertil Steril. 2008;90(3):714-26.

90. ACOG Committee Opinion number 315, September 2005. Obesity in pregnancy. Obstet Gynecol. 2005;106(3):671-5.

91. Subak LL et al. Weight loss to treat urinary incontinence in overweight and obese women. N Engl J Med. 2009;360(5):481-90.

92. Melin I et al. Sexual function in obese women: impact of lower urinary tract dysfunction. Int J Obes (Lond). 2008;32(8):1312-8.

93. Hammoud AO et al. Impact of male obesity on infertility: a critical review of the current literature. Fertil Steril. 2008;90(4):897-904

94. Appel AJ et a. Effects of Protein, Monounsaturated Fat, and Carbohydrate Intake on Blood Pressure and Serum LipidsResults of the OmniHeart Randomized Trial. JAMA. 2005;294(19):2455-2464.

95. Sacks FM et al. Effects on blood lipids of a blood pressure-lowering diet: the Dietary Approaches to Stop Hypertension (DASH) Trial. Am J Clin Nutr. 2001; 74 (1): 80-89.

96. WheltonP et al. Effects of Oral Potassium on Blood Pressure Meta-analysis of Randomized Controlled Clinical Trials. JAMA. 1997;277(20):1624-1632.

97. Jee SH et al. The effect of magnesium supplementation on blood pressure: a meta-analysis of randomized clinical trials. Am J Hypertens. 2002; 15 (8): 691-696.

98. Song Y et al. Effects of oral magnesium supplementation on glycaemic control in Type 2 diabetes: a meta-analysis of randomized double-blind controlled trials. Diabetes. Diabetic Medicine. 2006; 23:1050–1056.

99. Guerrero-Romero F et al. Oral magnesium supplementation improves insulin sensitivity in non-diabetic subjects with insulin resistance. A double-blind placebo-controlled randomized trial. Diabetes. 2004; 30 (3): 253-258.

100. Van Mierlo LA et al. Blood pressure response to calcium supplementation: a meta-analysis of randomized controlled trials. J Human Hypertension. 2006; 20: 571–580.

101. Streppel MT et al. Dietary Fiber and Blood Pressure A Meta-analysis of Randomized Placebo-Controlled Trials. Arch Intern Med. 2005;165(2):150-156.

102. Wang H et al. Effects of dietary fibre type on blood pressure: a systematic review and meta-analysis of randomized controlled trials of healthy individuals. J Hypertension. 2015; 33 (5): 897-911. Eu J Clin Nutr. 2009; 63: 821–827.

103. Post RE et al. Dietary Fiber for the Treatment of Type 2 Diabetes Mellitus: A Meta-Analysis.JABFM. 2012; 25 (1): 16-23.

104. Wang H et al. Time- and dose-dependent effect of psyllium on serum lipids in mild-to-moderate hypercholesterolemia: a meta-analysis of controlled clinical trials. Eu J Clin Nutr. 2009; 63:821-827.

105. Andreson J et al. Cholesterol-lowering effects of psyllium intake adjunctive to diet therapy in men and women with hypercholesterolemia: meta-analysis of 8 controlled trials. Am J Clin Nutr. 2000; 71 (2): 472-479.

106. Zhan S et al.Meta-analysis of the effects of soy protein containing isoflavones on the lipid profile. Am J Clin Nutr. 2005; 81 (2): 397-408.

107. Food and Drug Administration. Food labeling: health claims: soy protein and coronary heart disease. 21 CFR Part 101. Fed Regist 1999; 64:57700-33.

108. Miller P et al. Long-Chain Omega-3 Fatty Acids Eicosapentaenoic Acid and Docosahexaenoic Acid and Blood Pressure: A Meta-Analysis of Randomized Controlled Trials. Am J of Hypertension. March 6, 2014.

109. Chowdhury R., et al: Vitamin D and risk of cause specific death: systematic review and meta-analysis of observational cohort and randomised intervention studies. BMJ. 2014; 348: g1903.

110. Bei den Studien aus den Meta-Analysen handelt es sich um RCTs (randomized controlled trials). Diese kontrollierten randomisierten Studien sind zum Teil auch doppelblind und plazebo-kontrolliert. In einer Tabelle wäre dies aber zu lang und eventuell zu verwirrend für den Leser. Daher habe ich einfach den Begriff Studie verwendet. Die viel ungenaueren prospektiven Studien, die man in den 80er und 90er Jahren gemacht hat, sind nicht Teil der Tabelle. Sie dienten im Verlauf der Forschung eher als Basis, um dann die RCT-Studien zu machen. Die hier verwendeten Meta-Analysen wählen nur Studien aus, deren Studiendesign überzeugt, und schließen eine Vielzahl von Studien aus, die nicht diesen strengen Kriterien genügen. Insofern bekommt man einen sehr guten Eindruck, ob eine Vielzahl von Studien in die gleiche Richtung deutet.

111. Martin S et al. Einsatz von Formuladiäten als Basistherapie bei Typ-2-Diabetes. DWM. 2014; 139: 1106-1108.

112. Pories WJ et al. Diabetes: have we got it all wrong? Hyperinsulinism as the culprit. Diabetes Care. 2012; 35 (12):2438-42.

113. Martin S et al. Das neue Diabetes Programm. Mit Protein-Shakes den Blutzucker senken und abnehmen. Trias Verlag. 2016; 58.

114. Martin S et al. Das neue Diabetes Programm. Mit Protein-Shakes den Blutzucker senken und abnehmen. Trias Verlag. 2016; 49.

115. Anne Hild. Die hCG Diät. Arum Verlag. 2013: 8.

116. Larsen TM et al. Diets with high or low protein content and glycemic index for weight-loss maintenance. N Engl J Med. 2010; 363:2102–13.

117. Aller E et al. Weight loss maintenance in overweight subjects on ad libitum diets with high or low protein content and glycemic index: the DIOGENES trial 12-month results. In J Obes. 2014; 38(12):1511-7.

118. Albert B et al. Fish oil supplements in New Zealand are highly oxidised and do not meet label content of n-3 PUFA. Scientific Reports. 2015 5: 7928.

Impressum

4. Auflage 2024
Cover, Layout und Satz: Emergency Design . Nina Fricke

Fotorechte

Cover: Shutterstock - Syda Productions; Louis Louro.
Innenteil nach Seiten: Shutterstock – 12 Kzenon; 13 Dudits; 16 Lenetstan; 19 Timolina; 24 vgstudio; 30 hartphotography; 31Angela Waye; 36 Hugo Felix; 39 PORTRAIT IMAGES ASIA BY NONWARIT; 44 Minerva Studio; S. 48 Rynio Productions; 52 Jacob Lund; 58 science photo; 64 Kotin; 70 miunicaneurona; 75 CatherineL-Prod; 78 Anna Hoychuk; 86 lenetstan; 84 Syda Productions; 88 Syda Productions. 90 Viktoriya; 93 Minerva Studio; 104 (110) Louis Louro; 108 Udra11; 114 madpixblue; 118 Syda Productions; 122 Louis Louro; 126 GANNA MARTYSHEVA; 129 Yuralaits Albert; 133 Evgeny Karandaev; 134 Lesya Dolyuk; 135 VGstockstudio; 140 Pinkyone; 144 ArtOfPhotos; 147 Syda Productions; 148 Nitr; 149 Irina Denysova; 150 Murni; 151 Irina Denysova; 152 petratrollgrafik; 153 Yevgeniya Shal; 154 Nataliya Arzamasova; 155 NADKI; 156 Shebeko; 157 279photo Studio; 157 AS Food Studio; 158 Alponsine Sabine; 159 Evilbeau; 160 Lucky-elephant; 161 Timolina; 162 svry; 164 Timolina; 165 bitt24; 166 Robyn MacKenzie; 167 Timolina.
Fotolia – 87 dmitrimaruta.
fotokunst-fey.de – 119 Mit freundlicher Genehmigung von Heike Streuter.

ISBN 978-3-9815000-6-6

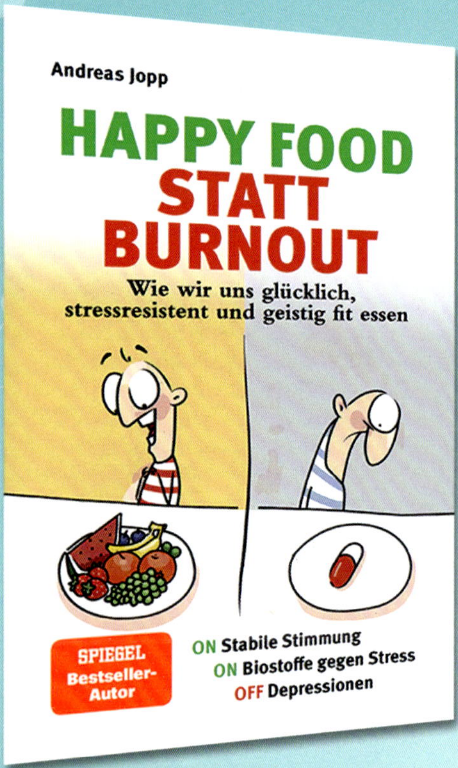
Andreas Jopp
HAPPY FOOD
STATT
BURNOUT
Wie wir uns glücklich, stressresistent und geistig fit essen
SPIEGEL Bestseller-Autor
ON Stabile Stimmung
ON Biostoffe gegen Stress
OFF Depressionen

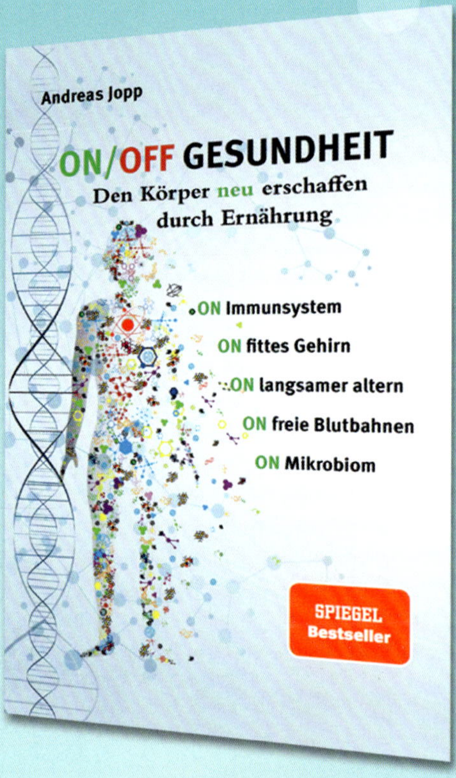
Andreas Jopp
ON/OFF GESUNDHEIT
Den Körper neu erschaffen durch Ernährung
ON Immunsystem
ON fittes Gehirn
ON langsamer altern
ON freie Blutbahnen
ON Mikrobiom
SPIEGEL Bestseller

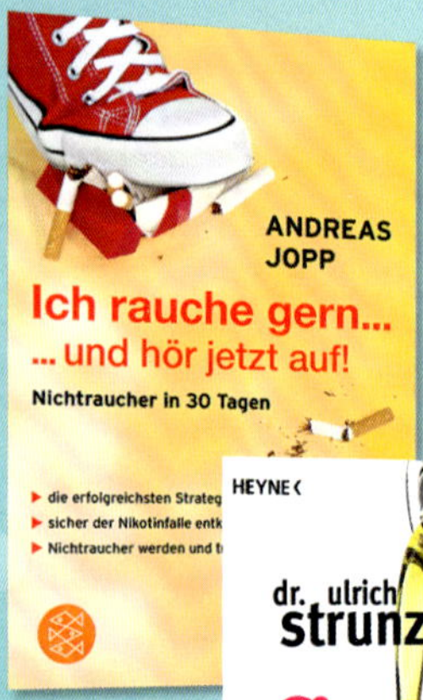
ANDREAS JOPP
Ich rauche gern...
... und hör jetzt auf!
Nichtraucher in 30 Tagen

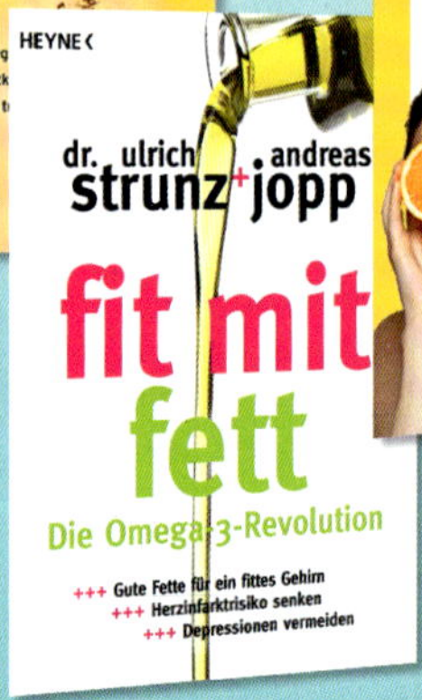
HEYNE
dr. ulrich strunz + andreas jopp
fit mit fett
Die Omega-3-Revolution
+++ Gute Fette für ein fittes Gehirn
+++ Herzinfarktrisiko senken
+++ Depressionen vermeiden

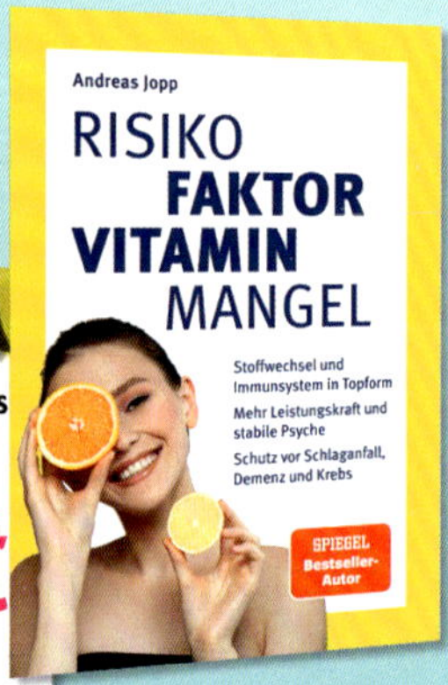
Andreas Jopp
RISIKO FAKTOR VITAMIN MANGEL
Stoffwechsel und Immunsystem in Topform
Mehr Leistungskraft und stabile Psyche
Schutz vor Schlaganfall, Demenz und Krebs
SPIEGEL Bestseller-Autor

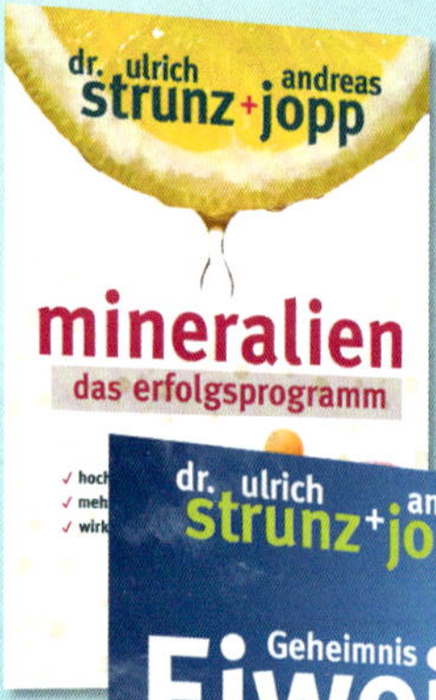
dr. ulrich strunz + andreas jopp
mineralien
das erfolgsprogramm

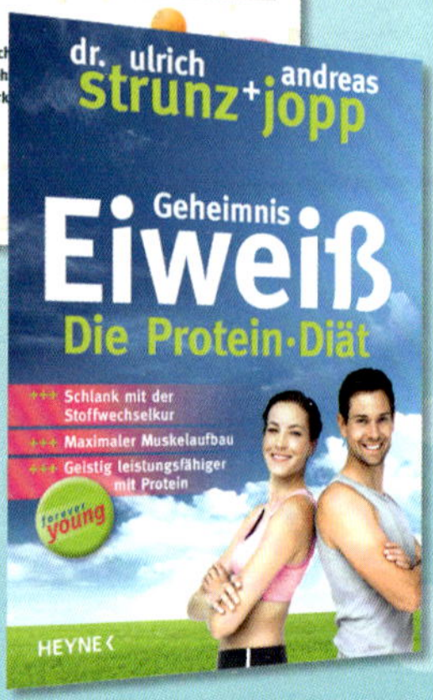
dr. ulrich strunz + andreas jopp
Geheimnis Eiweiß
Die Protein-Diät
+++ Schlank mit der Stoffwechselkur
+++ Maximaler Muskelaufbau
+++ Geistig leistungsfähiger mit Protein
forever young
HEYNE